오직 나 ONLY MY SELF

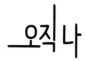

초판 1쇄 인쇄일 2021년 10월 3일
초판 1쇄 발행일 2021년 10월 10일

지은이 황진실
펴낸이 양옥매
디자인 표지혜 송다희

펴낸곳 도서출판 책과나무
출판등록 제2012-000376
주소 서울특별시 마포구 방울내로 79 이노빌딩 302호
대표전화 02.372.1537   팩스 02.372.1538
이메일 booknamu2007@naver.com
홈페이지 www.booknamu.com
ISBN 979-11-6752-026-5 (03510)

오직 나 ONLY MYSELF

글 · **황진실** 약사

책과나무

약으로도 고칠 수 없는
병을 고치는 방법

이 세상에 태어난 사람이라면, 그리고 나름대로 최선을 다해 삶을 살아온 사람이라면 누구나 천수를 누리고 싶은 마음이 있을 것이다. 오래오래 살려면 병에 걸리지 않아야 하고, 만일 병에 걸리게 된다 해도 빨리 고칠 수 있는 방법을 알아야 한다.

그런데 세상에 존재하는 병의 종류는 그저 단순한 증상에 불과한 것부터 경증 및 중증질환을 비롯하여 고치는 데 큰 어려움이 따르는 난치질환까지, 그 수는 실로 엄청나다. 이토록 많은 병을 완치함으로써 천수를 누릴 수 있게 할 방법이 과연 있을까?

있다! 어떤 병이든 완치는 가능한데, 그 유일한 비결은 바로 원인을 고치는 것이다. 원인 없이 발생되는 병은 없다. 뿌리 없는 식물이 존재할 수 없듯이 말이다. 그래서 병의 원인을 고치면 완치되기 마련이다. 뿌리를 제거한 식물이 죽게 되듯.

　그런데 여기서 우리는 수없이 많은 병들 중에서 약을 써서 고칠 수 있는 병과 약으로 고칠 수 없는 병이 있다는 사실을 알아야 한다. 다시 말해, 원인 고칠 약이 있는 병과 원인 고칠 약이 없는 병을 정확히 구분해야 한다는 말이다.

　원인 고칠 약이 있는 병이라면, 그 병에 걸렸다 하더라도 쉽게 나을 수 있어 별 문제가 되지 않는다. 하지만 원인 고칠 약이 없는 병에 걸리게 되면, 오래 고생을 하거나 중병에 걸려 일찍 생을 마감하게 됨으로써 천수를 누릴 수 없게 되고 만다.

　그것이 바로 고혈압, 당뇨, 간질환, 심혈관질환, 자가면역질환, 암 등 백여 개가 넘는 생활습관병과 그 합병증들이다. 2003년 대한 내과학회에서는 이들 만성병이 자신들의 나쁜 생활습관 때문에 발생되었다는 연구 결과를 근거로 '생활습관병'이라고 명명하였다.

　생활습관병은 나쁜 생활습관, 즉 잘못된 식습관과 술, 담배, 수면 부족, 운동 부족, 스트레스 등의 원인에 의해 발생되는 병을 말한다.

　그런데 이러한 원인을 고칠 약은 이 세상에 없다. 오직 환자 자신만이 원인을 고칠 수 있을 뿐이다.

하지만 생활습관병을 지닌 환자들의 대부분은 자신에게 있는 원인은 고치지 않고 약에만 의존해 고치려 하다 보니 병을 고칠 수도, 재발을 막을 수도 없었던 것이다.

이러한 생활습관병은 환자 자신들이 원인을 고치지 않은 채 세월이 오래 경과하게 되면 작고 큰 합병증이 발생되거나 후엔 고치기 어려운 중병으로 진행될 수 있다. 그런데 환자들이 이런 점을 간과하고 있어 안타깝기 짝이 없다.

필자의 경우, 아버지 형제자매는 여형제 두 분과 남 형제 네 분으로 여섯 분이시다. 그중 아버지와 막내고모님 두 분만 90세를 넘기셨고 나머지 네 분은 50세 이전에 세상을 떠나셨는데, 그 원인은 나쁜 생활습관에 있었음을 알게 되었다.

잘못된 식습관을 비롯하여 담배 피우는 습관, 늦게 자는 습관, 운동하지 않는 습관, 스트레스에 민감한 습관이 젊었을 땐 몸에 나쁜 영향을 주는 줄 몰랐으나 나중에 무서운 간경변증이나 암을 불러오게 된 것이다.

과거 필자의 집과 바로 이웃한 여러 가정의 부모 세대 어른들을 살펴봐도, 장수하는 분들을 제외한 대부분의 사람들이 단명하게 되었던 원인 역시 나쁜 생활습관에 있음을 알았다.

이로써 생활습관병이 장수를 방해하는 병이란 사실을 알고, 환자들 스스로 원인을 고치려는 노력을 일찍부터 해야 할 필요가 있다는 점을 알았으면 한다.

필자는 1970년대 초부터 지금에 이르기까지 자신과 다른 사람들의 만성병들이 자신의 나쁜 생활습관 때문에 발생하게 된다는 사실을 알고 그 습관을 고침으로써 병을 낫게 한 경험을 해 왔다.

필자 자신과 가족 그리고 다른 사람들의 병들, 이를테면 재발된 늑막염과 알레르기비염, 견비통, 만성 맹장염, 만성변비, 만성피로, 요통, 기관지염, 입술포진, 대상포진, 만성위염, 무사마귀, 비만, 고혈압, 당뇨, 비만, 불임, 간경변증, 강직성척추염, 암 등을 공통 원인인 나쁜 생활습관을 고침으로써 완치할 수 있었다.

그렇다면 지금 국내 병원에서 생활습관병 환자들에게 어떤 치료법을 행하고 있는가? 여전히 예전에 하던 것처럼 약 위주의 치료를 행하면서 환자들에게 나쁜 생활습관을 고치는 실천을 해야 한다는 충고를 하는 정도에 지나지 않는다.

아직까지 그 어느 외국 의학전문지에서도 생활습관병 치료에 관한한 나쁜 생활습관을 고치는 것이 약물 치료보다 우수하다는 사실을 밝힌 연구 논문이 실려 있는 것을 보지 못했다.

하지만 필자는 생활습관병을 약 대신 나쁜 생활습관을 고침으로써 완치한 경험을 해 왔기 때문에 이 내용을 세상에 널리 알리려고 하는 것이다.

아마 이 책을 구입하신 분들이시라면 틀림없이 약으로 재발되는 생활습관병 가운데 어느 한 가지 병을 지니고 계실 것이다. 그렇다면 여러분은 혹시 생활습관병을 재발되지 않게 고치려면 나쁜 생활습관을 어떻게 고쳐야 하는지 그 방법을 알고 계신가?

언젠가 필자가 당뇨 환자와 알레르기비염 환자에게 이러한 질문을 한 적이 있었다. 그때 그들은 "글쎄, 알 것 같기도 하고 모를 것 같기도 하다."고 답하는 것이었다.

미리 내용을 말해 주면 누구나 "아, 그거 다 아는 내용이네." 라고 말하게 되지만, 그냥 질문부터 해 보면 답하는 사람이 없었다. 오래전 어느 의사 선생님께서도 그 방법이 궁금하시다고 필자에게 문의하신 것으로 미루어, 대부분의 환자들은 모르고 있을 것이라 생각한다.

한편 병의 원인인 나쁜 생활습관을 고치게 되면 병이 낫게 되는 것은 어떤 기전 때문일까?

원인을 고치면 잃었던 건강을 되찾게 되고, 건강을 찾으면 저하되었거나 바닥났던 인체 자연치유력이 되살아난다. 바로 되살아난 자신의 인체 자연치유력이 병을 물리치게 되는 원리다. 인체 자연치유력에 의해 병이 제 발로 물러나는 이치로 보면 맞다.

빛을 잃게 되면 어둠이 오는데, 그 어둠을 조명 수단으로 공격한다고 쉽게 물러나는가? 아니다. 다시 빛이 오면 어둠은 저절로 물러나게 되는 이치와 같다 할 것이다.

병을 고치는 수단은 크게 둘이 있는데, 하나는 치료 수단인 약과 다른 하나는 치유 수단인 인체 자연치유력이다. 이 두 수단 가운데 어느 것이 병을 빨리 잘 고칠까?

단연 인체 자연치유력인데, 이미 세계 백과사전에서도 "약은 인체 자연치유력의 보조물이지 그 자체가 치료나 질병 극복의 주체가 아니라…"와 같이 적혀 있어, 이러한 사실을 뒷받침해 주고 있다.

항암제든 일반 치료약이든 같은 약을 동일한 환자들에게 사용할 경우 우리는 거의 비슷한 효과가 나타날 것으로 알고 있지만, 실제 결과는 서로 다른 4-5개 군의 효과를 보인다.

항암제의 경우 같은 약을 동일 암 환자들에게 사용할 경우 결과는 '완전관해', '부분관해', '불변', '악화'처럼 4개 군의 서로 다른 효과를 보이고, 일반 약물의 경우 '현저한 개선', '중등도 개선', '약간 개선', '불변', '악화'처럼 5개 군의 서로 다른 효과를 보인다.

이는 같은 약을 동일 질환자들에게 사용한다고 해도 환자의 인체 자연치유력의 높고 낮음에 따라 약리 작용이 다르게 발휘된다는 것을 보여 주는 결과이다.

즉, 인체 자연치유력이 가장 높은 군에서 약리 작용이 가장 잘 발휘되어 아주 좋은 효과를 얻게 되는 데 반해, 인체 자연치유력이 아주 낮거나 바닥나면 약리 작용은 발휘되지 않거나 도리어 병을 악화시켜 버리게 된다는 것이다. 이는 곧 인체 자연치유력이 약의 효과를 좌우한다는 반증이다.

결국 환자들이 약물 치료를 받더라도 약의 효과가 잘 나게 하려면 자신의 인체 자연치유력을 높여야 한다.

필자는 약국에서 생활습관병을 지닌 분들 가운데 극히 일부에서 혈액투석이나 뇌졸중, 치매 등과 같은 심각한 합병증으로 고생하는 경우를 종종 본다.

그런 분들은 호미로 막을 것을 가래로도 막을 수 없는 지경이 되어서야 비로소 자신들이 일찍 원인을 고치지 않은 것을 후회한다. 이처럼 대다수의 생활습관병 환자들은 자기 발등에 불이 떨어지기 전에는 '설마 나에게 합병증이 오겠어?' 하는 안일한 생각을 하는 경향이 있다.

　이와 같은 생각을 갖고 있는 사람들은 생활습관병의 원인과 그 원인 고치는 법을 가르쳐 드려도 대부분이 실천할 생각을 하지 않는다. 몇 개의 약만으로 증상들이 잘 다스려지고 또 자신의 병이 당장 일상 활동에 큰 지장을 주지 않기 때문에 생활습관병 자체를 그리 심각한 병으로 받아들이지 않기 때문이다.

　이런 분들과 달리 병원 치료로도 낫지 않는 난치질환자들에게 이 내용을 지도하면 당장 실천한다. 그 이유는 경각에 달려있는 자신의 목숨을 살리고 싶은 심정 때문이다.

　그 결과, 이들은 6개월이면 완치돼 약을 잊고 생활하게 된다. 이에 비해 원인을 고치지 않는 당뇨나 고혈압 환자들은 수년이 지나도 약을 복용하게 된다.

　물론 교통사고로 인한 신체장애나 원인 불명 질환, 유전 질환 또는 치료 시기를 아예 놓쳐 버린 환자의 병 등은 원인을 고치는 것만으로 낫긴 어려울 것이다.

하지만 이런 분들도 건강한 생활습관을 행하면서 기존 치료를 병행하다 보면, 과거보다 분명 더 나은 효과를 얻게 될 것이며 무엇보다 삶의 질이 높아지는 이익을 얻게 될 것이다.

한 번 더 강조하겠다. '원인 안 고치면 완치될 병 없고, 원인 고쳐 완치되지 않을 병 없다'는 말을 기억하자.

세상 모든 생활습관병 환자들은 부디 이 같은 사실을 기억하시어 발병 초기부터 원인을 고치는 실천과 수고를 아끼지 않음으로써 모두가 천수를 누리기를 기원드리는 바이다.

2021년 9월

황진실

1부

완치의 원리

자신의 병 원인을 정확하게 아시는가?

약으로 완치할 수 있는지 없는지,

또 치료 기간이 얼마나 걸릴지는?

생활습관병을 비롯하여 암의 완치법과 예방법은 알고 계신가?

필자는 이 물음에 답을 할 수 없다는 분들을 위하여

수십 년의 경험을 통해 알게 된 완치의 원리와

그 비법을 소개해 드리려 한다.

원인 고친 환자가
곧 의사

이 책을 읽고 계신 독자 여러분은 자신과 가족이 건강하신지, 아니면 어떤 증상이나 질환을 갖고 계신지 궁금하다. 만일 자신 혹은 가족이 지닌 병을 재발되지 않도록 고칠 방법은 알고 계신가?

필자는 세상 모든 병을 재발되지 않게 고칠 수 있는, 완치할 수 있는 방법 및 처방과 암 등을 예방할 처방을 1970년대 중반부터 연구해 오고 있는 약사이다.

결론부터 말씀드린다면, 그 답을 이미 찾았다.

세상에 얼마나 많은 병들이 있을까?

세균성장염, 장티푸스, 회충, 간·폐디스토마, 변비, 위염, 장염, 비염과 같은 가벼운 질환부터 다소 무거운 당뇨, 고혈압, 비만, 알레르기비염, 관절염, 만성중이염, 소아천식, 소아아토피, 소아 알레르기비염, 만성기침 그리고 고치기 어렵다는 난치질환인 간경변증, 강직성척추염과 같은 자가면역질환과 암까지.

이 밖에도 헤아릴 수 없을 정도로 병의 종류가 많음을 누구나 알고 있다.

필자는 유전병이나 원인 불명 질환, 수술로 고쳐지는 병을 제외한 이들 병 전부를 완치할 방법과 처방을 찾았다.

완치의 답은 자연에 있다.

모든 식물은 뿌리가 있어 생존할 수 있다. 그 식물의 뿌리를 제거한다면 어떻게 될까? 뿌리가 제거된 식물은 죽기 마련이다.

병을 완치하는 원리도 이와 같다. 세상에 원인 없는 병이 없고 원인을 제거하여 완치되지 않을 병은 없다.

그렇다. 원인을 제거하는 것, 즉 원인을 고치는 것이 유일한 완치 비결이다.

그렇다면 세상 모든 병들의 원인을 약이 전부 고칠 수 있을까? 다시 말해, 약을 사용하면 모든 병을 재발 없이 고칠 수 있게 될까?

사실 병을 크게 둘로 구분할 수 있는데, 하나는 약이 고칠 수 있는 병과 약이 고칠 수 없는 병이다. 실제 임상에서 보면 자신의 병을 약으로 고쳤다는 사람들과 약을 사용해도 병이 낫지 않는다는 사람들로 구분되는 걸 알 수 있다.

약을 써서 나았다는 사람들은 자신들의 병의 원인을 고칠 약이 있었기 때문에 가능했지만, 약으로 낫지 않은 사람들은 자신들의 병의 원인을 고칠 약이 없기 때문이었다.

병의 원인이 균이나 기생충에 있는, 이른바 감염병의 경우에는 그 원인을 죽일 수 있는 약물이 있으므로 재발되지 않게 고칠 수 있다. 다만 감염병 중 아직 원인 균을 죽일 수 있는 약이 개발되지 않은 것들도 많이 있는데, 코로나 19나 변이 바이러스, 슈퍼박테리아 등이 그것이다. 이런 병은 백신을 개발하여 예방하거나 치료약을 개발함으로써 고쳐야 한다.

하지만 코로나 19의 경우, 백신이 나오기 전에 감염된 환자들도 아주 많다. 그렇다고 감염된 환자 전부가 사망하게 되진 않는데, 그 이유는 우리 몸을 스스로 고치는 치유력을 높이면 병을 물리칠 수 있기 때문이다.

인체 자연치유력은 약이 고치지 못하는 병을 고치는 능력이 있기 때문이다. 그래서 인체 자연치유력은 치료의 주체가 되고, 약은 그 보조물에 불과하다.

그리고 몸의 각 장기나 조직의 기능 또는 기질적 이상이 원인이 되어 발생하는 병의 경우에도 그 이상을 고칠 약이 있으면 얼마든지 고칠 수 있다.

이런 병들과 달리 온갖 약을 사용해도 완전하게 낫지 않고 재발되는 수많은 만성병들, 이를테면 만성변비나 비세균성 위염 및 장염, 고혈압, 당뇨, 알레르기비염, 심혈관질환, 암 등은 그 원인들을 고칠 약이 없기 때문에 완치가 불가능한 실정이다.

이런 병을 앓고 있는 환자들도 병의 완치는 기대하지 않더라도 현재 나타나는 불편한 증상들을 해소하고 완화하기 위해선 약을 사용할 수밖에 없는 게 현실이다.

상당수의 환자들은 장차 약학이 더 발전하게 되면 자신들의 병을 완치할 약이 개발될 것이라는 기대를 갖고 있을 것이다. 그러나 자신들의 병의 원인을 정확하게 알게 되면, 그 기대가 부질없는 것임을 곧 깨닫게 될 것이다.

고혈압이나 당뇨 또는 암 등의 만성병을 지닌 환자들은 대부분이 자신들의 병이 어떤 원인에 의해 발생하게 되는지를 명확하게 알지 못하고 대충 짐작만 할 정도이다.

그러던 중 2003년 대한내과학회에서 서로 다른 이름과 증상을 나타내는 만성병들이 사실은 공통된 원인에 의해 발생된다는 중요한 사실을 발표했다. 너무 늦은 감이 없지 않다. 고혈압, 당뇨, 간질환, 심혈관질환, 암 등의 만성병을 통칭하여 '생활습관병'으로 부르기로 결론 내린 것이다.

이들 생활습관병 환자의 나쁜 생활습관, 즉 잘못된 식사 및 기호식인 술, 담배, 수면 부족, 운동 부족, 스트레스 및 부정적 사고습관 때문에 발생한다는 사실을 의학계에서 밝힌 것이다.

이로써 지금까지 생활습관병을 지닌 환자들이 해 오던 기존의 약물치료법은 완벽하지 않다는 것을 알 수 있다.

그런데 거의 모든 생활습관병 환자들은 자신들 안에 있는 원인인 나쁜 생활습관은 고칠 생각도 하지 않고, 오직 약에 의존해 증상만 다스리려 해 온 것이다.

아무리 효능이 우수한 치료제를 개발한다 하더라도 과연 그런 약들이 환자를 대신하여 나쁜 생활습관을 고칠 수 있겠는가? 그것은 결코 불가능할 것이다.

앞으로도 수면 부족과 운동 부족을 대신할 약은 개발할 수 없을 것이며, 스트레스를 해소하거나 승화시킬 약은 개발할 수 없을 것이다. 오로지 환자 자신만이 원인을 고칠 수 있다는 점을 명심해야 한다.

'원인 안 고치고 나을 병 없고, 원인 고쳐 낫지 않을 병 없다.'

이것은 상식이자 과학이다. 변비나 위염, 장염도 원인을 고치지 않은 사람은 재발되지만, 당뇨나 간경변증, 알레르기비염, 암도 원인을 고친 사람은 완치되는 것을 필자는 경험을 통해 확인하였다.

필자가 당뇨나 고혈압, 알레르기비염, 간경변증, 강직성척추염, 위암, 난소암 등의 환자들에게 자신들의 병의 원인을 물어보면 거의 모두는 "글쎄요."라고 할 뿐, 한 사람도 명확한 답을 내놓지 못하는 실정이다.

이 책을 접하게 되는 여러분께도 같은 질문을 드린다.

자신의 병 원인을 정확하게 아시는가? 약으로 완치할 수 있는지 없는지, 또 치료 기간이 얼마나 걸릴지는? 암 완치법과 예방법은 알고 계신가?

필자는 물음에 답을 할 수 없다는 분들을 위하여 수십 년의 경험을 통해 알게 된 완치법을 소개해 드리려 한다. 환자가 자신들 안에 있는 생활습관병의 원인을 고침으로써 병을 완치한다면, 그 환자가 곧 의사인 셈이다.

약이 못 고치는
생활습관병

수많은 종류의 병이 있지만, 사람의 천수를 방해하는 병은 생활습관병에 속하는 병들이다.

그 이유는 생활습관병에 걸린 환자들은 모두 약에 의존하여 고치려 하는데, 사실 약이 병의 원인을 고칠 수 없음에도 계속 약을 사용하기 때문이다.

결국 점점 건강 상태가 나빠지고 그로 인해 인체 자연치유력이 저하됨으로써 약의 양이 늘어나게 되고, 나중에는 심각한 합병증을 불러와 천수를 누릴 수 없게 된다.

생활습관병을 제외한 병들은 약으로 잘 고쳐지기 때문에 병에 걸렸다고 해도 크게 걱정할 필요가 없다. 이는 의사 선생님들이 적절한 처방을 내리기 때문이며, 약으로 병의 원인을 고칠 수 있기 때문이다.

이 책은 주로 생활습관병을 고치는 것에 관한 내용을 상세하게 다루려고 한다.

지금까지 약을 써서 고혈압이나 당뇨 등과 같은 병을 고치려 했음에도 완치되지 않고 자꾸 재발되곤 하던 사람들도 이제는 자신들의 병이 생활습관병임을 알아야 하며, 병을 고칠 책임도 자신들에게 있다는 사실을 받아들여야 한다.

'생활습관병'이란 공식 명칭이 처음 발표된 건 1990년대 초 미국에서였고, 일본이 1996년에, 우리나라가 2003년에 이 용어를 발표·사용했다.

1977년까지만 해도 미국에서는 수많은 만성병을 가리켜 '식원병'이라고 결론 내린 적이 있는데, 이는 만성병들의 원인이 잘못된 식사 하나에 있다는 연구 결과에 의한 것이었다.

그러다 많은 연구와 임상을 토대로 만성병의 원인이 식사 외에도 다른 요소들, 이를테면 담배나 수면 부족과 운동 부족 그리고 스트레스 등이 있다는 사실이 밝혀지면서 결국엔 '식원병'을 '생활습관병'으로 수정 발표하게 된 것이다.

이제 '생활습관병'이라는 이름을 통해서 병의 원인이 환자 자신들에게 있다는 것을 알았기 때문에 그동안 약으로 완치되지 않았던 이유도 확실히 알게 되었을 것이라 생각한다.

아울러 지금까지 사용한 약들은 자신들의 병의 원인을 고치는 수단이 아니었음을, 그리고 그동안 받아 왔던 병원 치료가 원인을 고치는 행위는 아니었음을 알게 되었을 것이다.

그럼에도 생활습관병 환자들은 원인을 고칠 생각은 하지도 않고 여전히 약과 병의원에만 의존하고 있으니, 어찌 재발을 막을 수 있겠는가?

그렇다고 해서 약을 쓰지 말라는 건 아니다. 현재 불편한 증상을 해소하거나 완화하려면 반드시 약이 필요하기 때문이다. 약과 함께 원인을 고치는 노력을 병행하면 될 것이다.

한편 생활습관병을 지닌 모든 환자들이 꼭 참고해야 할 내용이 있다.

필자는 자신과 가족의 병과 다른 사람들의 병, 즉 늑막염, 만성위염, 알레르기비염, 건비통, 대상포진, 만성피로, 당뇨, 고혈압, 비만, 간경변증, 불임, 난소암 등을 처방 하나로 고쳤다. 이들 병은 증상이 달라 병의원에서는 처방을 달리했지만, 원인은 모두 나쁜 생활습관 하나에 있으니 같은 처방으로 고칠 수 있었다.

그뿐만 아니라 간병변증과 강직성척추염은 병원에서의 입원 치료로도 낫지 않아 환자들은 결국 퇴원했는데, 필자는 그들에게 병원에서 병을 고치지 못한 이유를 밝혔다.

병원에서 행한 치료는 병의 원인인 나쁜 생활습관을 고치는 행위가 아니었기에 당연히 완치되지 않은 것일 뿐이니, 실망하거나 포기해선 안 된다고 말해 주었다. 그들은 필자의 말을 믿고 병의 원인인 나쁜 생활습관을 고침으로써 완치할 수 있었다.

또 위암을 완치한 세 명의 친척도 원인 고침으로써 완치되었고, 4기 난소암 부인은 원인을 고침으로써 항암 치료를 6차 만에 끝낼 수 있게 되었다.

이렇듯 그 어떤 난치병이든, 그것이 생활습관병에 해당된다면 환자가 원인만 고치면 약을 쓰든 안 쓰든 상관없이 완치되기 마련이다.

그런데 지금 이 시간에도 약국을 찾는 생활습관병 환자들 가운데 장기 처방을 가지고 오시는 고혈압이나 당뇨 환자들의 70-80%는 처방받은 약으로 병이 낫기를 바란다.

발병 초기에 약 한 알 내지 두 알로 혈압과 혈당이 잘 조절되던 것만 생각하고 항상 그럴 줄로 알고 있다가, 세월이 오래되어 심각한 합병증이 찾아오면 그제야 후회를 한다.

2019년 9월의 일이다.

70대 후반의 당뇨 환자가 처방을 두 장 가지고 오셨는데, 한 장에는 당뇨와 관련된 약이 15가지, 다른 한 장에는 감기와 관련된 약 6가지가 적혀 있었다.

의사 선생님께서 환자에게 필요한 약이라고 판단되는 것만 선택하여 처방한 것이기 때문에 약사로선 그대로 조제할 수밖에 없었다.

다만 필자의 생각은 이러했다. 그 환자에게서 나타나는 증상 전부를 각각의 약을 써서 다스리려 할 경우, 체력적으로 약화되어 있는 몸이 많은 양의 약으로 인한 폐해가 우려되었다.

그래서 환자에게 생활습관을 바르게 행하게 함으로써 인체 자연치유력을 높여 약 의존도를 낮추도록 건강 식사법과 운동 등 생활의 변화가 필요하다고 조언했다.

그분도 과거 당뇨가 발생된 초기엔 약 하나 아니면 두 개로 혈당 조절이 잘되었지만, 오랜 나쁜 생활습관으로 인한 인체 자연치유력이 저하되어 결국 15개의 약량으로 늘리지 않을 수 없었다.

그분은 결국 2020년 초부터 신장투석을 받아야 할 처지가 되었다. 호미로 막을 것을 가래로도 막을 수 없게 된 것이다.

이분과 달리 약 십수 년 전, 5년 된 60대 당뇨 환자를 길에서 만났다.

그가 필자에게 묻기를, "약사, 식후 혈당이 200 아래로 내리지 않는데 특별히 내릴 방법이 있나요?" 하시는 것이다.

이에 필자는 '당뇨의 원인인 생활습관을 바르게 고치는 실천을 해야만 가능해진다'며 그 방법을 일러 드렸다.

그로부터 약 5개월이 지나 산에서 만났는데, 그분은 이제 당뇨 약을 끊었다고 했다. 의사 선생님과 상의도 없이 약을 중단하면 안 된다고 했지만, 그런 지 몇 달이 지나 백내장 수술을 받을 때 의사 선생님이 당뇨에 관한 언급은 전혀 없었다고 했다.

당뇨에 걸린 지 5년이 지났다 하더라도 자신에게 있는 원인만 고친다면 약량을 줄이거나 이분처럼 잘하면 약을 중단할 수도 있다는 것을 알게 되었다.

오래전의 일이다.

몇 년간 고혈압 약을 복용하던 지인들 가운데 뇌경색으로 불편을 호소하다 타계한 사람과 신체장애로 거동이 자유롭지 못한 사람, 그리고 뇌동맥류가 터져 고생하는 분을 알고 있다.

그들은 평소 혈압강하제에 의존할 뿐 원인을 고치는 생활은 하지 않았는데, 그때까지만 해도 별다른 큰 이상이 나타나지 않았기 때문에 예삿일로 생각한 것이다. 이처럼 대부분의 고혈압 환자들은 심각한 합병증이 일어나기 전까지 '나에게 별일 생기겠어?' 하는 안일한 생각을 갖는다.

물론 고혈압 환자 모두에게서 이와 같은 문제가 일어나는 것은 아니다. 스스로 고혈압에 관한 심각성을 인식하고 나름대로 바른 생활습관을 행하는 사람들은 불행한 일을 겪지 않을 수 있다.

필자 아들의 경우, 대학교 4학년일 때 반 년 간격으로 두세 번 혈압을 체크해 보니 평균 90-140으로 약을 복용해야 할 정도의 수치가 나오는 것이었다.

아들은 약 대신 생활습관으로 고쳐 보겠다는 말을 하더니, 그 후로 15년이 넘도록 약 없이 잘 지내고 있다. 아들이 먹는 밥의 양은 성인들 양의 약 50-70% 정도다. 거기에 항상 규칙적으로 운동을 하며 사고는 항상 긍정적인데, 이런 것들이 곧 원인을 고치는 처방으로서 이 처방을 꾸준히 실천한 덕분에 고칠 수 있었다.

필자가 겪어 왔던 크고 작은 병 역시 원인은 나의 잘못된 생활습관에 있었다. 그러나 처음에는 원인을 고칠 생각은 않고, 오로지 약으로 증상만 다스려 오다 하도 안 낫고 재발하는 게 싫어 결국엔 원인을 고치는 노력을 통해 나을 수 있었던 것이다.

현재 자신이 갖고 있는 병이 과연 생활습관병인지 아닌지를 확실하게 알지 못하겠다는 분들은 기존 치료법으로 병이 완전히 낫게 되었거나 아니면 재발을 되풀이하는지를 확인해 보라.

병이 자꾸 재발되어 다시 예전의 약을 써야 한다면 자신의 병이 생활습관병임을 알고 스스로 원인을 고치는 실천을 해야 할 것이다. 사용했던 약이나 병의원에서 자신을 대신하여 원인을 고쳐 줄 수 없다는 사실을 이미 알고 계시지 않는가.

간경변증을
완치하다

필자는 1984년으로 기억하고 있었으나, 2020년 9월 본인과의 통화 때 물어보니 1982년의 일이라고 했다.

고향 경남 고성군 읍내 모 공중목욕탕에서 잘 아는 후배를 만나게 되었다. 그는 간경변증으로 부산대학병원에서 입원 치료를 받아 오다 점점 상태가 악화되자 병원에서 퇴원하라는 명을 받고 나온 고향 후배 이영ㅎ 씨다.

상당한 기간 만나지 못했던 터라 서로 반갑게 인사를 주고받았는데, 그의 표정이 아주 침울해 보여 궁금해하던 그때 후배가 먼저 이런 말을 하는 것이었다.

"형님, 혹시 간경변증을 잘 고칠 수 있는 특별한 방법이나 처방을 알고 있습니까? 제가 간경변증으로 대학병원에서 치료를 받았지만 효과는 전혀 없고 점점 악화되자, 병원에서 퇴원하라고 해서 그냥 나왔습니다. 의사 선생님께서 '이제 나가거든 먹고 싶은 것 마음대로 먹어라'고 하시던데, 그 말은 치료가 더 이상 불가능하다는 뜻이겠지요?"

"동생, 의사의 말은 그런 의미의 말이긴 하지. 그러나 병원에서 고치지 못한 간경변증도 완전하게 고칠 수 있는 방법이 있으니, 절대로 포기해선 안 되네."

"형님, 그런 게 정말 있다고요? 병원에서 고치지 못한 병을 고치는 방법이 있다니, 희망을 가져도 되겠네요. 당장 좀 가르쳐 주세요. 무슨 특효약이라도 있는 것으로 생각됩니다."

"아니야. 더 이상 약을 써서 고치려는 생각은 버려야 하네. 간경변증이든 어떤 병이든 자신의 병을 완전하게 고치려면 반드시 병을 일으킨 원인을 고쳐야 해. 병의 원인만 고친다면 약을 쓰든 안 쓰든 낫기 마련이야.

우선 간경변증의 원인을 알아야 하지. 그 원인은 전적으로 동생 자신에게 있는데, 바로 지금까지 동생이 해 왔던 잘못된 습관들 때문이야. 식사를 제때 하지 않거나 과식 또는 폭식, 편식 그리고 술도 기호식이라 식사의 범주에 해당되지.

이와 같은 식사에 담배 피우는 습관과 잠을 늦게 자거나 수면이 부족한 습관 그리고 운동을 하지 않는 습관과 많은 스트레스에 노출되면서 부정적인 사고습관이 결국 병을 불러온 원인이지. 동생, 이것들이 원인으로 생각되는가?"

"네, 형님. 그것들 전부를 잘못해 온 게 사실입니다."

"그런데 병원에서는 간경변증으로 인한 여러 가지 불편한 증상과 몸에 나타나는 이상을 고치려 한 것이므로 원인치료(엄격히 말하면 '원인치유'라고 해야 한다)는 아니었던 거지.

만일 동생이 선진국의 유명 병원을 갈 수 있는 여건이 되어서 간다고 치자. 과연 그곳에서는 고칠 수 있을까? 아니야. 그 병원에서도 원인을 고치는 행위는 전혀 하지 않을 테니 고치는 건 불가능할 거야.

오늘부터 즉시 원인을 고치는 자기 노력과 수고를 해야 해. 그러면 원인을 고치는 바로 그 순간부터 병의 악화는 멈추게 되는 대신 인체에서는 호전반응이 일어나는데, 이게 원인요법의 가장 큰 특징이자 장점이란다."

"그렇다면 원인을 고치는 노력은 어떻게 해야 하나요?"

"그 전에 한 가지 더 알아야 할 것이 있어. 병원에서 치료에 사용한 약들이 아무런 효과를 발휘하지 못하게 된 이유가 또 있지. 어떤 약이든 그 약이 몸에서 약효를 잘 발휘하게 되려면 먼저 환자 자신의 인체 자연치유력이 일정 수준을 유지해야만 돼. 우리는 자신이 사용하는 약 그 자체만으로 약효가 발휘되는 것으로 생각하지만, 실은 인체 자연치유력이 뒷받침된 때문이지.

세계 백과사전에 '약은 인체 자연치유력의 보조물이지 그 자체가 치료나 질병극복의 주체가 아니라…'라고 쓰여 있어. 이 말은 곧 병을 고치는 주 역할은 인체 자연치유력이 하고, 약은 보조 역할을 한다는 뜻이야. 따라서 보조물인 약의 효과가 잘 나고 안 나고는 치료 주체인 인체 자연치유력에 달려 있는 거지.

그래서 약을 써서 고칠 경우에도 그 약의 효과가 잘 나길 바란다면, 먼저 환자 자신의 인체 자연치유력을 높일 필요가 있어. 동생이 입원 치료를 받게 되던 시점은 동생의 나쁜 습관들로 인해 이미 인체 자연치유력이 바닥난 상태라 약이 효과를 제대로 발휘할 수 없었던 거지."

그 후 필자는 후배에게 원인 다섯 가지 요소를 고치는 실천으로 인체 자연치유력을 되살리는 방법을 가르쳐 주었다(원인 고치는 방법은 2장에 자세히 설명되어 있다).

그런데 필자의 마음에 걸리는 것이 하나 있었는데, 그것은 후배가 자신의 병이 꼭 나을 것이라는 생각을 완치되는 그날까지 이어 갈 수 있을까 하는 것이었다.

혹시라도 '병원에서 고치지 못한 병을 생활습관 좀 바꾼다고 해서 과연 나을 수 있을까?'라는 부정적 생각을 하게 될지도 모른다는 걱정이 드는 것이었다.

그러한 부정적 생각은 곧 스트레스로 작용하여 건강 식사나 운동, 숙면, 금연하려는 의욕마저 꺾어 버릴 수 있기에 반드시 경계해야 한다고 일러 주었다.

필자는 원인 다섯 가지 요소들 가운데 병 고치는 비중에 관한한 가장 높은 역할을 하는 것으로 긍정적인 생각(사고, 마음, 의식, 정신)을 1순위로 친다. 전체 치료에서 차지하는 비중의 70-80%를 환자 자신의 생각이라고 믿고 또 확신한다.

이런 필자의 의견을 뒷받침하는 연구도 나중에 보았다. 1990년 2월 15일 한겨레신문에 실린 기사에 서독과 헝가리 연구에 의하면 스트레스는 흡연보다 암 발생 기여도가 6배나

높다는 연구 보고도 있었다.

암의 원인으로 1위가 식사(35%), 2위가 담배(30%)라고 하는데, 이런 비율로 본다면 스트레스는 180%를 차지한다는 의미로 해석되어야 한다.

따라서 후배가 스트레스를 받게 되면 다른 네 가지 요소를 제대로 실천하여 얻은 효과까지 헛것으로 만들어 버릴 수 있다는 생각이 들어 이런 제안을 했다.

"동생, 나가거든 하루라도 빨리 기독교 안수기도원을 찾아가기를 권유하네."

"형님, 기도원이 어디에 있습니까?"

"나도 모른다네. 주변 교인에게 물어서 꼭 가길 바라네. 그러면 병을 빨리 고칠 수 있을 거야. 단 그곳에 가더라도 '난 반드시 완치된다'는 마음을 굳게 먹고 가야지, 의심하는 생각을 가지면 효과를 볼 수 없다는 점을 명심하게."

그곳에서 규칙적인 생활을 하게 되면, 곧 다른 원인 네 가지 요소를 제대로 실천하는 효과가 있을 것이란 생각에서 추천한 것이었다.

　평소 부정적 사고가 습관처럼 되어 있는 사람도 기도원에 가서 대중과 함께 오랜 기간 기도하게 되면 서서히 사고의 습관이 바뀌게 될 것이라 믿었기 때문이다.

　기독교에서는 원하는 것을 이루어진 것으로 믿고 기도하면 소원이 이루어진다고 가르치는데, 후배로 하여금 그러한 진리의 말씀에 자신의 사고가 물들 수 있게 하고 싶었던 것이다.

　그때 후배의 얼굴에서 한 가닥 희망의 빛이 보이는 느낌을 받았다.

　그렇게 해서 헤어진 약 6개월이 지난 어느 날, 큰길을 걷고 있는데 누군가가 "형님!" 하며 부르는 소리가 나 뒤를 보았더니 바로 그 후배였다.

　'삼산교회'란 글씨가 쓰인 차의 운전석에 앉아서 다가서는 필자에게 이렇게 말하는 것이다.

　"형님이 가르쳐 주신 대로 해서 이렇게 나은 때문에 하나님의 종이 되기로 했습니다. 형님, 정말 고맙습니다."

　"동생, 완치된 걸 진심으로 축하하네."

　물론 하나님에게 기도한다고 해서 모든 환자가 낫게 되는 건 아니다. 자신의 마음에 강한 긍정이 자리하고 있어야 낫지, 스스로 의심하거나 부정적인 마음이 티끌만큼 생긴다면 결코 나을 수 없다.

그 후 다른 한 난치질환자를 만났을 때, 후배에게 말했듯이 기독교 안수기도원을 찾아가라고 했는데 얼마 지나지 않아 나와 버렸다는 것이다.

그의 말인즉 '그곳은 비위생적 환경이라 도리어 병을 얻을 것만 같은 생각이 들어 나와 버렸다.'는 것이다. 그와 같은 부정적 생각을 갖고 기도해 봐야 소용없다. 그 뒤로 그분을 만나지 못해 어떻게 되었는지는 알지 못한다.

후배를 낫게 한 것은 스스로 원인을 고친 덕분이며, 원인을 고침으로써 인체 자연치유력이 되살아난 데 있다.

지난해 후배에게 전화를 해서 당시 오른쪽 늑골 아래의 상태와 지금과의 차이를 물었다.

그러자 병원에서 퇴원할 때 오른쪽 늑골 아래엔 아주 딱딱한 것들이 울퉁불퉁하게 만져졌으나, 지금은 아주 부드러워져 있다는 것이다.

과거 의학계에서는 간 조직이 일단 섬유화되면 다시 정상조직으로 되돌아오지 못한다고 했기에 그것이 사실인지를 알아

보기 위해 물었는데, 정상으로 돌아온 것이다. 최근의 연구에 의하면, 간 조직이 섬유화되었다가 다시 정상조직으로 되돌아 올 수 있다고 한다.

한편 후배로부터 자신은 1976년경 부산에서 경찰공무원으로 재직할 즈음 간경변증에 걸려, 그 대학병원에 입원하여 치료를 받고 나아 퇴원한 적이 있다는 말을 들었다.

하지만 그 이후로 다시 원인을 제공한 때문에 병이 재발되었는데, 그때는 병원에서 고칠 수 없다는 판정을 받아 퇴원하게 된 것이었다고 한다.

이후 후배는 자기 스스로 원인을 고침으로써 낫게 되었고, 원인을 고친 덕분에 38년 넘도록 건강하게 활동할 수 있게 된 것이다.

만약 후배처럼 간경변증으로 대학병원에서 치료를 받아도 점점 악화되어 병원으로부터 퇴원 명을 받게 되는 다른 사람이 있다면, 그는 그냥 치료를 포기하게 될까?

아마 서울에 있는 시설 좋은 다른 대학병원으로 가고 싶어할 것이다. 필자는 이런 환자가 서울의 대학병원을 찾는 것에 반대하진 않지만, 그 병원에 가기 전에 먼저 자신에게 있는 그 원인을 고치는 실천이 우선되어야 한다는 생각이다.

환자가 원인을 고치는 실천을 하면서 병원 치료를 받아야, 때를 놓치지 않게 될 것이기 때문이다. 원인을 고치면서 치료를 받는 것만큼 빠른 치료법은 이 세상에 없지 않을까?

원인을 고치고 안 고치고의 차이는 하늘과 땅만큼 난다는 사실을 모든 난치질환자들이 알았으면 한다.

후배는 겸손한 사람이기에 자신의 완치를 하나님의 역사하심이라고 말한다. 하나님께서 스스로 돕는 자를 도운 결과가 아닌가 생각해 본다.

사실 간경변증처럼 약을 써서는 낫지 않고 재발되는 만성병들의 원인이 나쁜 생활습관에 있다는 것이 밝혀진 것은 2003년이다.

그래서 그 당시 병원에서 치료를 행하면서 환자에게 자신에게 있는 원인인 나쁜 생활습관을 고치라는 충고를 할 수 없었을 것이다. 그렇다면 요즘은 간경변증 등의 생활습관병 환자들에게 이 같은 점을 지도하고 있는지 궁금하다.

대부분의 생활습관병 환자들은 치료받을 때 의사 선생님으로부터 식사 관리와 적절한 운동 그리고 즐거운 마음을 가져야 한다는 충고를 받는다.

그러나 환자들은 선생님들의 말씀을 거꾸로 이해하고 있다. 고혈압이나 당뇨 등의 생활습관병 치료는 약이 하는 것이고, 식사법과 운동 그리고 긍정적 생각은 보조로 하면 되는 줄로 잘못 이해한다는 것이다.

의사 선생님들께서 바른 식사법과 운동과 스트레스 승화 등은 곧 원인을 고치는 일이므로 약보다 더 중요하게 생각할 수 있게 환자들을 깨우치도록 도왔으면 한다.

약 20년 전, 필자의 아버지께서도 간경변증 진단을 받았던 적이 있는데 더 이상 병이 악화되지 않도록 한 경험이 있다.

아버지께서 폐기흉으로 호흡을 제대로 할 수 없게 되어 고향에 있는 의원을 찾았는데, 선생님께서 큰 병원으로 모셔 가라고 했다. 그래서 진주 소재의 경상대학병원을 찾아 입원 치료를 받았다. 담당 선생님은 필자의 사촌 매제의 서울의대 친구였는데, 미리 매제가 부탁을 해서 연결된 것이다.

그로부터 약 5일이 지났을 즈음, 담당 선생님께서 아버지의 간에 심각한 문제가 있음을 매제에게 말해 주었다. 간경변증이 제법 악화된 상태라는 것이다. 보호자인 필자에겐 충격이 될까 봐 자기 친구에게 먼저 얘기를 한 것이었고, 필자는 그 얘기를 나중에야 듣게 되었다.

이 같은 사실은 물론 아버지에게 말씀드리지 않았는데, 그러는 편이 도움이 될 것이라 판단한 때문이다. 80 노인에게 간경변증의 정도가 심각한 수준이라고 알려서 이로울 것이 없다는 생각에 평소처럼 대화를 했다.

단지 폐기흉이 나아 다시 병원에 오시지 않으려면 항상 건강해진 모습만 상상하시고 그 기분을 느끼는 연습을 하시면서 식사를 잘 드셔야 한다며 희망적인 말을 해 드렸다.

아내나 동생들도 모르도록 했는데, 이유는 가족들이 병명을 알고 불안해하면 그 말을 들은 아버지께선 불안과 두려움으로 병이 급작스레 악화될 수 있다는 것을 알기 때문이었다.

그렇게 하면서 건강한 생활습관을 실천하게 되시면 좋은 결과가 올 것이란 확신이 있었고, 아버지께서도 그대로 행하시어 건강을 찾아 퇴원하시게 되었다.

폐기흉이 나아 퇴원하신 이후 다시 병원에 갈 일은 일어나지 않았고, 91세로 세상을 떠나시게 될 때까지 간으로 인한 문제는 전혀 일어나지 않았다.

필자가 간질환의 정확한 원인을 알지 못하던 1970년대 초에는 간경변증이든 무슨 병이든 약만 잘 쓰면 고칠 수 있을 것으로 생각했으나, 실제론 그렇지 않았다.

세 명의 간경변증 환자를 만났다. 병원 치료로 고칠 수 없게 되어 집으로 퇴원한 말기 환자들의 가족 부탁으로 찾아가 상태를 관찰해 본 결과, 약을 써 볼 엄두가 나지 않았다.

세 환자 모두 써 볼 만한 약은 다 써 보았으며 이러저러한 민간 약초나 한약까지 복용한 나머지 건강 상태가 너무 안 좋아 약을 드릴 수 없었다. 어떤 약을 쓰든 그 약으로 인해 몸이 더 상하게 될 것으로 판단되었기 때문이다.

그런 환자들에게 사용하는 모든 약이 몸에 독으로 작용할 수 있다는 점을 이해시키고 더 이상 약 사용은 금할 것을 권고했다. '만일 일찍이 원인을 알았더라면 그들에게 도움을 주었을 텐데…' 하는 생각이 지금도 간간이 든다.

4년 된 불임이
2달 만에

1983년에 있었던 일이다.

우리 친구들에 비해 약간 늦게 결혼한 친한 친구의 경험에 관한 내용이다. 결혼한 지 4년이 넘어도 아기가 없어 그동안 병원과 한의원에서 임신을 가능케 해 주는 약 등을 써 보았으나 효과가 없자, 하루는 친구가 전화를 한 것이다.

"약국아, 네가 지금하고 있는 공부 내용 중 임신을 가능하게 할 방법은 없겠나?"

평소 필자가 인간의 잠재력 개발을 위한 공부를 하고 있다는 것을 알고 있던 친구가 그 방법을 묻고자 전화한 것이다.

친구 부부가 처음 1-2년을 지나는 동안 임신에 관한 얘기를 하지 않아서 부부간의 계획이 있는 것으로 생각한 나머지, 필자가 먼저 그런 얘기를 꺼낼 수 없었다. 필자가 이렇게 답해 주었다.

"부부 두 사람의 체질상 병원에서 임신 불가능한 몸이란 판정을 빋지 않았다면, 임신 가능게 할 방법은 있다."

사람이 지닌 잠재력 가운데 인체 자연치유력을 되살린다면 그 정도쯤은 가능할 것이라고 믿는 필자였기에 그렇게 말을 한 것이다. 친구 부부는 항상 필자의 말을 아주 신뢰하는 편인지라 그 대답에 희망을 가졌을 것으로 생각했다.

1987년 국내 유명한 정신과 송수식 박사님이 라디오 프로에 나오시어 "환자가 의사를 믿으면 비타민으로도 병을 고칠 수 있다."라고 말씀하시는 것을 들었다.

자신의 긍정적인 생각이 몸을 유익하게 바꾸는 이치이자 원리라는 것을 송 박사님도 알고 계시기에 그 같은 내용을 공중파를 통해 대중에게 가르친 것이다.

필자는 친구 부부에게 전달하기 위해 두 사람을 필자의 약국으로 초대했다.

양약과 한약을 써 보았으나 효과가 없었던 이유는 평소 생활을 하는 중에 자신들도 모르게 해 왔던 좋지 않은 습관 다섯 가지에 있다는 점과 특히 그중에서도 임신을 어렵게 한 요인은 부정적인 생각에 있음을 알게 했다.

'과연 이 약이 불임을 고칠 수 있을까?' 또는 '우리 부부는 아이를 갖지 못하는 팔자를 타고난 걸까?' 하는 부정적 생각이 불임의 결정적 원인이 된다고 생각하는 필자로서는 두 사람의 생각을 밝고 긍정적인 것으로 돌리는 것이 급선무라고 판단한 것이다.

그래서 부부에게 필자가 경험했던 일이나 다른 사람들이 경험들을 소개함으로써 생각하는 대로의 결과들이 실제로 일어나게 된다는 확신을 갖도록 해야 했다.

1970년대 초중반 필자가 책에서 읽어 배우고 직접 서울에 가서 강의를 통해 배우고, 그 배운 것을 다른 사람들에게 지도하여 그들 역시 효과가 있었던 일에 관한 것부터 소개했다.

물론 잘못된 식사와 과음, 담배와 수면 부족 그리고 운동 부족에 관한 내용도 언급했는데, 자세한 것은 2장에 나온다. 다섯 가지 원인 가운데 생각, 즉 마음가짐이 불임 치료에서 80%의 비중을 차지한다는 필자의 믿음이 있기에 그 점에 관해 강조하려고 했다.

주로 친구의 아내 박 선생에게 설명했기 때문에 존칭을 사용했다.

"박 선생님, 과거 인슐린이 개발되기 5년 전 영국의 어느 의대 6학년생이던 프레드릭 베일즈라는 학생이 당뇨로 고생하고 있었는데, 정신과의 한 교수님으로부터 자신의 생각을 긍정적으로 바꾸는 생활습관을 행하게 되면 병을 능히 이겨 낼 수 있다는 가르침을 받았답니다.

학생은 그 교수님의 말씀대로 실천한 결과, 크게 호전되다 나았답니다. 그는 훗날 미국 LA로 건너가 '마음의 과학교회'를 세워 자신의 경험을 토대로 치유 활동을 했다는 내용을 읽었습니다.

직접 경험자의 말을 듣게 되면 믿음이 생기겠지만, 책을 통해 만나는 남의 경험을 신뢰하는 마음으로 받아들이려는 자세를 갖는 것도 중요하답니다. 제가 바로 그런 부류에 속하는 사람입니다."

필자는 반드시 완치될 거라는 믿음이 얼마나 중요한지에 대한 설명을 이어 갔다.

"그리고 박 선생님도 들어서 알고 계시듯 프랑스 루르드지방에 기적의 샘물에 관한 얘기입니다. 세계 각처의 불치환자들이 모어드는 가운데, 기적적으로 치유되는 자가 극히 일부이긴 하지만 나온다고 합니다.

완치된 사람들을 두고 세상 사람들은 성모 마리아의 은혜 덕분이라고 말하기도 하고, 게르마늄 성분의 물 덕분이라고도 말하기도 합니다. 그런데 만약 성모 마리아나 게르마늄 성분 덕분이라면 다른 사람들은 왜 낫지 않았겠습니까?

일단 불치의 환자들 일부가 하루 만에 또는 여러 달이 지난 시점에 기적처럼 낫게 되었다는 사실 그 자체에 주목해야 합니다. 박 선생님, 저는 이 같은 기적적 치유는 자신들의 의심 없는 믿음이 불러온 것이라고 생각합니다.

하지만 그곳을 찾은 수많은 사람들 가운데 단 0.1%의 의심이 없는 100% 긍정하는 마음으로 나을 것을 믿었던 사람은 극소수에 지나지 않았던 것입니다. 인간의 마음은 조석으로 아니, 한 순간순간마다 바뀌게 되므로 낫기를 기원하면서도 '정말 나을 수 있을까?' 하는 의심들이 기적적 치유를 방해한 것입니다.

믿을 땐 어린이처럼 믿어야지, 이치에 맞는 일인지 혹은 과학적 근거가 있는 일인지 따져 보아서는 아무 소용없고 효과를 기대할 수 없게 된다는 사실을 명심하셔야 합니다."

이번에는 100% 긍정하는 마음이 얼마나 중요한가에 대해 필자의 과거 경험에 비추어 설명해 보았다.

"제가 고등학교 3학년이던 가을, 늑막염이 재발되었을 때는 처음과는 달리 약을 일체 사용하지 않았음에도 낮게 된 경험을 했는데, 이는 부모님의 걱정을 덜어 드려야 한다는 일념 덕분이었습니다.

그 당시로선 낮게 된 이유를 알지 못했습니다만 지금은 알게 되었답니다. 긍정적 생각, 즉 꼭 나을 것이라는 믿음 때문이었던 겁니다.

제가 약국을 개설하고 다소 무리를 한 탓인지 오른쪽 아랫배가 칼로 찌르는 듯한 통증을 몇 차례 느끼게 되어 잘 알고 지낸 형뻘 되는 의사 임 선생님께 문의했더니, 만성맹장염으로 보인다며 간단히 수술해 주겠다는 것입니다.

수술이란 말에 겁을 먹고 거절했지요. 그러고선 복식호흡과 상상요법(나은 것을 상상하고 나은 기분을 느끼기)을 실천한 덕분에 낮게 되었답니다. 직접 경험해 보지 않으면 믿기 어려운 내용인지라 나를 믿는 사람이 아니면 이 말은 아예 입 밖으로 꺼내지도 않습니다."

친구는 물론 친구 아내도 필자의 말을 신뢰하고 있다는 눈빛이었다. 또 이어 갔다.

"박 선생님, 1974-5년으로 기억되는데 내가 서울에서 잠재력 개발법이란 강의를 3주간 받고 온 적이 있습니다. 복식호흡과 상상법을 행하는 실천법이었답니다. 핵심 내용은 생각하는 대로 결과가 이루어진다는 것이었죠.

고성에 내려와 아는 사람 몇 명에게 전할 기회를 마련하여 2주간 지도한 적이 있는데, 2주 후 경험을 말하라고 했더니 한 친구는 한 달간 계속되던 설사가 멎게 되었다고 했고, 다른 친구는 담배를 쉽게 끊을 수 있게 되었다고 했습니다.

이는 자신의 생각이 긍정적이면 반드시 그 생각에 상응하는 인체 변화가 일어난다는 것을 말하는 증거입니다."

덧붙여, 필자 스스로 상상법을 실천해 입술포진을 완치한 사례를 바탕으로 설명해 보았다.

"그리고 저는 열흘 정도 몸이 좀 피로하다고 느낄 경우 간혹 입술 가가 짓무르고 물집이 돋는 증상을 겪었는데, 1년이면 두세 차례 경험하곤 했습니다. 바이러스가 원인인 입술포진이지요.

그런데 이런 증상이 근 몇 년은 나타나지 않고 있는데, 이 역시 상상법을 통해 상상하는 대로의 결과에 만족하는 나의 기분을 실감나도록 느끼는 실천을 한 덕분이랍니다.

생각하는 대로 몸이 변화되는 것으로 보아, 생각이 주인이고 몸은 하인인가 봅니다. 아주 오래전에 '일소일소(一笑一少) 일노일노(一怒一老)'라는 말이 나오게 된 것도, 알고 보면 인간의 오랜 경험의 소산입니다.

그렇게 되는 이유에 대해 의학계에서는 이 말이 나온 한참이 지난 20세기에 와서야 웃으니까 엔도르핀이, 화를 내니 아드레날린이 분비되어 그렇다는 사실을 밝힌 것입니다. 이는 사람의 생각이 내분비계에 영향을 주기 때문이랍니다."

곧 사람의 생각이 어디에 얼마만큼의 영향을 주는가에 대한 설명을 이어 갔다.

"박 선생님, 사람의 생각이 어디 내분비계에만 영향을 줄까요?

아닙니다. 저는 생각이 인체 오장육부, 즉 위, 비장, 간, 담낭, 심장, 소장, 폐, 대장, 신장, 방광, 삼초(상·중·하초)와 신경계와 순환계, 근골격계, 면역체계, 비뇨기계, 생식계 전반에 걸쳐 영향을 준다고 확신합니다.

따라서 자신의 마음이 즐거울 땐 위도 간도 폐 등과 각 계도 즐거울 것이요, 자신이 화를 내면 이들 역시 화를 낼 것입니다. 내 마음이 즐거운데 위나 간, 폐는 화를 낼까요? 인체는 주인의 생각과 반대되는 작용을 절대로 일으키지 않습니다.

따라서 박 선생님의 생각이 긍정적이면 자궁과 기타 임신과 관련되는 조직들과 신경에 까지 좋은 영향을 미치게 될 것입니다. 어떻습니까. 공감되시는지요?"

"충분히 이해됩니다. 자신감도 생기는 것 같습니다."

"그리고 얼마 전 병원에서 친구의 정자를 검사한 결과를 말했던 것으로 알고 있는데, 정자 수가 다른 사람들의 50% 수준이며 활동성이 다소 떨어진다고 들었습니다.

그것은 잘못된 생활습관 때문이며, 그 잘못된 생활습관들이 불임의 원인으로 작용한 것으로 짐작할 수 있습니다만 그런 건 친구가 다 해결할 수 있을 것입니다.

박 선생님, 친구가 오직 한마음으로 임신을 갈망하면, 그 목적을 이루기 위해 평소 해 오던 나쁜 습관들을 고치고 싶어지는 마음이 생길 것입니다. 그렇게 생활습관이 바뀜과 동시에 생각을 밝고 긍정적으로 바꾸게 되면 놀라운 결과가 일어나게 된답니다."

　그렇다면 생각에 따라 인체가 어떤 반응을 하는지, 직접 느끼는 연습을 해 보기로 했다.

　"맛이 아주 신 레몬을 입에서 씹는다고 생각하고 신물이 퍼져 얼굴이 일그러지는 모습을 상상을 해 보세요. 순간 입에 침이 분비되지요?

　그런데 그 생각을 즉시 다른 것으로 돌려봅시다. 고추전을 먹는데 뭔가가 혀를 찌르는 듯한 느낌에 그것을 꺼내 보니 바퀴벌레 다리였다고 생각해 보세요. 순간 속이 메스꺼워질 겁니다.

　이처럼 인체는 자신이 어떤 생각을 하게 되면 그 즉시 생각과 연관되는 신경과 세포들로 하여금 반응을 일으키도록 합니다. 그래서 연수에 있는 타액중추나 구토중추를 자극함으로써 침 또는 오심이 일어나게 된답니다."

　이제 친구에게 반응과 변화를 일으키는 것이 바로 자신의 생각임을 설명해 주었다.

"주현아, 내가 중학교 2학년인가 3학년 때의 일이야. 외사촌과 둘이 저녁을 먹고 라디오에서 흘러나오는 노래를 따라 부르느라 기분이 좋았는데, 밖에서 갑자기 '불이야' 하는 소리가 나는 거야. 그 소리를 듣는 순간 즐거운 마음은 사라지고 갑자기 다리가 떨리는 거야.

지금 와서 보니 나의 생각이 노래에 가 있을 땐 몸에서 기분을 좋게 하는 호르몬과 같은 천연물질이 분비되고 있었지만, 한순간 생각이 불이란 것에 가 버리게 되자 몸에서는 즉시 스트레스 호르몬을 분비시킨 거지.

대학 다닐 때 하루는 극장에서 영화를 보고 있는데, 일층에서 누군가가 큰 소리로 '불이야' 하는 거야. 순간 나도 모르게 앞에 가로로 이어진 의자(빈자리들)를 두 칸씩 뛰어 내려오게 되었지.

그런데 어떤 사람의 장난으로 밝혀져 내 자리로 와서 봤더니, 다시 뛰어 보라고 한다면 한 칸조차도 제대로 건널 수 없어 보이는 거야. 이런 반응과 변화를 일으키는 것이 바로 자신의 생각이란다."

마지막으로, 중요한 내용을 설명하고자 친구의 아내에게 말을 이었다.

"그리고 박 선생님이 한 가지 더 알아야 할 것은 조금 전의 생각을 금방 다른 생각으로 돌리거나 바꾸게 되면, 바꾸는 순간 먼저 생각에 따라 일어나던 인체의 반응은 멈추고 금방 돌린 생가에 따른 인체 반응이 일어난다는 사실입니다.

레몬을 생각하다가 바퀴벌레란 것으로 생각이 바뀌게 되면, 그 즉시 침 분비 반응은 멈추고 메스꺼움을 일으키도록 반응하게 된다는 것입니다. 이를 적용해 보면, 두 사람이 아이를 갖게 될 것이라고 생각하다가 순간 부정적 생각을 할 경우, 몸은 임신을 가능케 하는 작용을 일으키다가 즉시 불가능하게 만드는 인체 반응을 일으키게 된다는 것입니다.

몸은 단 한순간이라도 생각과 반대 방향으로 작용하는 법이 없다는 사실을 알고, 만약 부정적인 생각이 들게 되면 그 즉시 긍정적으로 돌려야 합니다.

물론 그것이 말처럼 쉽게 되지 않는다는 사실을 잘 알고 있습니다. 긍정적인 생각을 갖는 습관이 된 사람들이라면 문제가 되지 않겠지만, 평소 그런 사고 습관이 되어 있지 않다면 어려울 수밖에 없습니다. 그래서 그게 잘 안 되는 사람들에게 내 나름의 방식으로 찾은 '스트레스 승화법'을 실천하기를 권한답니다."

'스트레스 승화법'이란, 스트레스로 여겨질 만한 것이 자신에게 올 때면 그 스트레스를 물리치려 하거나 상대하여 싸우려 하는 대신, 일부러 그것을 외면하고 나의 의식을 즐겁고 기분좋은 장면으로 돌려 버리는 것을 말한다.

이는 마치 누군가가 내게 시비를 걸려고 다가오면, 즉시 그를 외면한 채 내가 좋아하는 사람과 대화하는 장면을 상상해 버리는 것과 같다.

스트레스든 시비를 걸려는 사람이든 내가 그 상대를 외면하고 내가 좋아하는 쪽으로 방향을 돌리면, 상대방은 멋쩍게 돌아서게 되고 내겐 이로움만 오게 하는 이치이다.

이러한 점을 모두 설명드린 뒤, 임신을 가능케 하는 실천법을 알려 드렸다.

"지금까지의 내용을 전부 이해하셨으므로 이젠 임신을 가능하게 할 가장 빠르고 효과적 실천 방법을 말씀드리겠습니다.

두 사람 모두 첫아기를 낳아 돌잔치를 하는 장면을 상상하면서 진짜 돌잔치를 할 때 느끼게 될 신나는 기분을 상상으로 느끼는 훈련을, 아이가 탄생하는 그날까지 이어 가야 합니다. 너무나 간단하고 싱거운 처방이라 생각될 것입니다만, 이것이 바로 열쇠랍니다.

박 선생님, 전에 어머님께서 아들을 원하신다고 했죠? 그러면 상상하는 그 그림을 첫아들 돌잔치로 하면 됩니다."

한편 긍정적인 생각으로부터 얻어지는 엄청난 유익함이나 효과에 관하여 더 큰 믿음을 가질 수 있도록 하기 위해 필자는 친구 부부에게 1980년대 초 진주에서 단체에게 강연했던 '생각의 3법칙'(자신의 생각은 그 생각하는 대로의 결과를 자신에게 끌어당기게 하는 세 가지 필연의 법칙이 존재한다)의 내용까지 설명했고, 두 사람도 만족하는 마음을 갖고 마산으로 떠났다.

그로부터 며칠이 지나 친구가 전화를 했다. "내일 우리 집에서 초등학교 동창 부부 모임이 있는데 시간 좀 내서 친구들에게도 들려주었으면 한다. 지난번에 들었던 내용은 누구에게도 도움이 될 같아서 부탁한다."는 것이었다.

다음 날, 마산으로 가 저녁 식사를 마치고 내용을 전한 뒤 친구 집에서 자면서 중점적인 내용을 강조했더니, 친구 부인이 이렇게 말하는 것이다.

"약국장님(항상 그렇게 불러왔다), 아들 돌잔치 하는 그림 하나를 직접 그려 주시면 더 효과가 있을 것 같다는 생각이 듭니다."

그래서 그림을 그려 드린 후 장롱 안에 붙여 두고 그림을 볼 때마다 상상하고 그 기분을 느끼는 훈련을 하라고 당부했다. 낮이건 밤이건 상상하는 횟수가 많으면 많을수록 효과가 있다는 점도 강조했다.

그렇게 열흘인가 보름쯤 지났을 때, 친구로부터 전화가 온 것이다. 결혼 후 처음으로 생리가 빠졌다는 것이다. 필자는 축하한다고 말했다.

그런데 그 후 얼마 지나서 다시 전화가 왔는데, 하혈을 했다는 안타까운 소식이었다. 친구의 음성에 풀이 죽어 있기에 말했다.

"친구야, 돌잔치 모습을 상상하고 실제인 양 느끼는 것만으로도 4년 만에 처음 생리가 빠지게 되는 변화가 있었다는 것 자체만으로도 희망을 가져야 해.

그처럼 빠른 변화가 일어난다면, 다음 달 반드시 임신될 것이라 난 확신한다. 이제 앞으로는 부정적 생각이 들기라도 할 때면 즉시 생각을 아들 돌잔치 그림 쪽으로 돌려야 한다."

친구의 말에 의하면, 자기 아내는 생리가 빠지게 되자 좋아하면서도 한편으로 불안하다는 말을 종종 하더라는 것이다. 누구나 그런 생각이 들지 않겠는가.

다음 달 친구 부인은 임신을 하게 되었고, 열 달 후 기다리고 기다리던 사내아이를 낳았다. 그 후 친구 아내가 다음번엔 딸을 가지고 싶다기에 딸의 돌잔치 그림을 그려 상상하고 느끼라고 했고, 친구 부부는 그대로 실천한 결과 둘째 아이는 예쁜 공주를 출산하게 되었다.

아들은 1983년 음력 12월에 탄생하여 어른으로 자라 몇 년 전 결혼하게 되어 축하하러 갔더니, 자기 부모에게서 자신의 탄생 얘기를 들었던지 필자를 보듬어 안는 것이었다.

친구 아내의 경우, 불임의 원인이 친구 쪽에 있을 확률이 높은 것이 평소 담배와 술을 즐기고 늦게 잠자는 생활을 했기 때문이다. 하지만 불임을 고칠 땐 밝고 긍정적 생각이 몸에서 만들어 낸 인체 자연치유력이 더 큰 치유 역할을 했다고 필자는 믿는다.

불과 몇 년 전의 일이다.

필자의 외숙모님께서 별세하셔서 부산의 모 장례식장에 갔다. 외사촌 동생에게 손주를 보았냐고 물었더니, 아직 소식이 없다는 것이었다.

외종질의 결혼식에 참석했던 필자로서 아이가 없다는 말을
듣자, 친구 부인에게 지도했던 방법을 전하고 싶어 아들을 불
러 달라고 했다. 부부 두 사람이 방사선과 의사인데 질부는 못
내려왔다기에 외종질에게만 전한 것이다.

　"자네가 의사이지만 아저씨가 말하는 것이 이치에 맞는다고
생각되거든 한번 이용해 보게. 일찍이 내 친구 부인에게 지도
하여 임신에 성공했던 방법이네."

　"네, 알겠습니다."

　"자네도 잘 알다시피 사람의 몸은 자신의 생각에 따라 반응
하고 변화하는 작용기전이 있지 않은가. 과학적 또는 의학적
근거가 규명된 내용만 신뢰하려고만 하지 말고, 남의 경험도
가치가 있다고 판단되면 믿고 행해 보길 바라네. 안 된다 해도
손해 볼 일은 없을 거야.
　이렇게 해 보게. 부부 두 사람 모두 첫아이의 돌잔치 하는 모
습을 상상하고 실제로 그 기분을 느끼는 연습을 실감나게 하는
것, 이것이 전부라네. 밤에 잠들기 전과 아침 잠자리에서 일어
나기 전에 1-2분간 심호흡과 함께 해 보게."

자신의 몸을 예전과 다르게, 즉 임신이 가능해지는 몸으로 만들기 위해 필요한 다섯 가지 요소 중 네 가지, 즉 식사, 금연, 숙면, 운동은 잘 행할 것이라 생각했다. 임신을 가능하게 할 요소들 중 이 네 가지 요소보다 중요한 것이 바로 밝고 긍정적 생각이란 점을 강조한 것이다.

그리고 얼마 전, 외사촌 누님과의 통화에서 외종질이 딸을 낳았다는 반가운 소식을 듣게 되었다.

그런데 이러한 내용도 불임을 고치고 싶어 하는 당사자나 부부가 직접 듣지 않고 부모님이나 다른 사람을 통해 전해 듣게 된다면 실천할 확률은 거의 없다. 과학적 근거도 없는 미신으로 치부해 버릴 확률이 높기 때문이다.

아주 오래전, 고성군 동해면과 수남동의 불임 여성에게도 이 방법을 실천하게 하여 아이를 얻게 한 경험이 있다.

현재 불임 때문에 치료를 받고 있는 분들은 병원 치료를 받으면서 이 방법을 병행하시면 효과가 더 빠를 것이라 확신하기에 필자는 자신 있게 이 방법을 권한다.

글을 읽는 것으로 신뢰가 가지 않는다면 직접 들어 보시길.

늑막염을 약 없이

필자가 고등학교 3학년 때 경험한 일이다.

우리 학교는 멀리서 보면 산 중턱에 있는 것처럼 보이는데, 실제로 길에서 교문으로 이어지는 길은 경사도가 다소 있어 좀 바삐 걸을 땐 숨이 차기도 하는 편이었다.

3월 학기가 시작된 며칠 후, 차에서 내려 정문까지 걷는데 꽤 숨이 차는 것이다. 그리고 다음 날도 숨이 차면서 옆구리가 결려 평소와 다르게 두 번을 쉬었다 걸어야 했다.

그런 이유를 모른 채 며칠을 그렇게 힘들게 등교를 하다 고향의 아버지에게 물었더니, 늑막염일 가능이 크다며 걱정하셨고 병원에 가서 진찰을 받으라고 하셨다.

병원에 가서 엑스레이를 찍은 결과, 늑막염으로 나왔다. 결국 날마다 하교 후 부평동 소재 부산약국에 가서 주사를 맞고 약을 먹어야 했다.

1965년경에는 약국에서 주사를 놓는 곳이 더러 있었다.

필자가 초등학교 시절에는 약종상을 하시는 아버지께서도 주사를 놓기도 하셨고, 일명 '불주사'라 불리던 비시지접종도 하시던 것을 보았다.

시골이라 병원이 한두 군데밖에 없었기 때문에 정부에서도 접종 능률을 높이기 위해 약종상의 도움이 필요했던 것이다.

다행히 늑막염은 여름 방학이 시작되기 전에 낫게 되었다.

그런데 2학기가 시작되고 추석이 지나 다시 증상이 재발되었다. 숨이 차고 옆구리가 결려서 오르막을 오르기 힘들어 두어 번은 쉬어야 했다.

고향에 연락을 했더니 다음 날 어머니께서 오셨는데, 어둡게 보이는 표정에 아무 말도 하시지 않고 아버지께서 쓰신 편지라며 봉투를 건네셨다. 봉투 안에는 무려 7장의 장문의 편지가 들어 있었다.

편지에는 추석 전날 한 살 위의 형이 고추전을 먹다 기도가 막혀 질식사를 했다는 사연과, 큰아들을 잃은 데다 둘째 아들마저 병이 재발되어 힘들어한다는 소식으로 너무나 가슴 아파하시는 부모님의 심정이 담겨 있었다.

형의 사망 소식은 실로 엄청난 충격이었고, 먼저 떠난 형에 대한 그리움으로 눈물이 멈추지 않았다. 형제간 나눈 잊을 수 없는 정과 지난날의 추억이 회상되는 것이었다.

아버지께서는 6-7세가 되던 때부터 두 아들에게 씨름을 붙이곤 하셨다. 동생의 이기려는 욕심을 알고 일부러 져 주던 선하고 착한 마음의 소유자였던 형이 너무나 보고 싶어지는 것이었다.

부산으로 유학 가는 동생의 학비와 잡비를 마련할 생각으로 밤 밭을 잘 가꾸겠다던 약속의 말을 하던 형이었다.

그때 마음에 굳은 각오를 다졌다.

'형을 대신하여 부모님을 잘 모셔야한다. 또 형의 몫까지 벌어 부모님을 편안하게 모셔야 한다. 그러기 위해선 빨리 나아야 한다.'

오직 부모님을 위해서라도 나아야 한다는 강한 긍정적 생각만 머리에 가득했다. 그 후 필자는 밤낮으로 간절한 기도를 하게 되었고, 어머니께서는 몸이 약한 아들을 위해 마련해 오신 닭과 약초 고음 국을 약 열흘간 점심시간에 학교로 가져다주시었다.

치료비로 받은 돈은 1학기 때 밀렸던 두 달 치 하숙비로 지불

하고, 주사와 약은 쓰지 않았다. 아마 약을 쓰려던 마음이 강하지 않았던 건 어린 시절의 기억 때문인가 싶기도 하다.

필자가 초등학교 다니던 시절, 아버지께서 몸이 아파 며칠을 누워 계셨을 때의 일이다. 할머님께서는 용하다는 기도 선생님을 모셔다 정성으로 기도하셨는데, 그 덕분인지 다음 날 아버지는 일어나시는 것이었다.

그리고 어쩌다 누나가 몸이 아플 때면 아버지께서 약을 지어주셨는데, 누나는 약을 먹지 않았다. 단 한 번도 약 먹는 것을 본 적이 없었는데도 다음 날 아침이면 일어나 학교로 가는 것이었다.

그 당시로선 그렇게 낫게 되는 이유를 알 수 없었으나 지금이 공부를 하게 되면서 약 없이 낫게 한 것이 인체 자연치유력 때문임을 알게 되었다.

부모님께서는 몸이 아프니 대학 가는 건 1년 미루자고 하셨지만 부모님을 위한 정성껏 기도한 덕분이었는지 두 달이 채 되기 전에 낫게 되었고, 원하는 대로 약대를 나올 수 있었다.

필자에게 늑막염이 찾아온 원인은 너무 과한 운동에다 부실한 영양에 있었음을 알고 있었다. 하지만 병을 낫게 하는 데 가장 큰 기여를 한 것은 치유에 대한 강한 의지였다. 물론 운동을 삼가고 먹는 것도 잘 챙겨 먹음으로써 영양 섭취에도 신경을 썼다.

원인을 고치게 되자, 저하되었던 인체 자연치유력이 되살아나 약 도움 없이 나을 수 있었다.

늑막염은 결핵균에 의한 감염병에 해당한다. 1학기 땐 원인균을 죽이는 주사와 약을 써서 나았지만, 2학기 땐 그런 약을 쓰지 않았음에도 나을 수 있었던 건 인체 자연치유력 덕분이었다. 당시로선 이와 같은 원리나 이치를 알 리가 없었지만 말이다.

2배 빠른 항암 치료와
재발 방지

2018년 5월, 삼천포 시장에서 고등학교 후배를 만나게 되었다.

약 20년 가까이 매월 갖던 동문 모임에서 만나다 몇 해 못 보았던 터라 반갑게 인사를 나누었는데, 후배의 말소리에 너무 힘이 없어 보였다.

마침 시장 골목에서 나오는 후배 부인과 인사를 나누었다. 그런데 걸음걸이가 너무 느리고 기운이 없어 보여 후배에게 어디 몸이 안 좋으시냐고 했더니, 암 수술을 받았다는 것이다.

후배의 말인즉 모레 첫 항암 치료를 받으러 서울 가기 전에 영양제 주사를 맞으러 병원에 왔지만, 자기 마음은 이미 낫기를 포기한 셈이라는 것이다.

그래서 절망감을 갖지 말라는 뜻에서 잠깐 언급했다.

"동생, 나도 5년 전 전립선암이었는데 지금 나았다네. 고칠 수 있는 병인데 왜 마음을 약하게 먹는가. 희망을 갖고 치료받으면 나을 수 있다네."

나중에 그 병원으로 갈 것을 약속하고 헤어졌다.

그리고 오후 5시경 병원에 갔더니 환자는 영양제 주사를 맞고 있었고, 아내를 바라보는 남편의 표정에서 밝은 빛이라고는 찾을 수 없었다.

환자나 가족의 마음가짐이 어떤 치료보다 중요하다는 사실을 아는 필자로서는 두 사람에게 나을 수 있다는 희망을 심어주어야 한다는 생각에 말을 꺼내려는데, 후배가 먼저 지금까지의 경과를 들려주었다.

지난 2월 말경, 매년 하던 건강검진을 받고 결과는 며칠 후에 듣기로 했는데 그날 오후에 급히 나오라고 했단다.

그래서 그 병원으로 급히 갔더니, 한시도 지체하지 말고 당장 서울 큰 병원으로 가라면서 암이라고 하더란다. 그렇게 수소문하여 서울 송파구 A병원에 바로 입원하여 수술을 받았다고 했다.

그런데 수술 후 여의사 선생님의 말씀이, 4기 난소암인데 대장과 대동맥에 전이된 상태여서 난소와 대장의 것은 제거했지만 동맥에 있는 것은 손을 쓸 수 없어 그대로 두고 항암 치료를 받아야 한다고 하더라는 것이다. 다른 곳으로 전이될지 모르므로 가능한 속히 항암 치료에 들어가야 한다며 약 15일 전후로 예정하더란다.

그런데 후배 부인의 경우 여느 암 수술자와 달리 8-9일 만에 퇴원하지 못하고 38일을 입원해야 했는데, 그 병원이 생긴 이래 입원 기간이 가장 길었다는 것이다. 그러다 보니 항암 치료가 늦어질 수밖에 없어 5월에 첫 항암 치료에 들어가기로 했다는 것이다.

"제수씨, 마음고생이 심했겠습니다. 암이 수술할 수 없는 대동맥까지 전이되었다는 말에 크게 놀라셨을 겁니다. 하지만 거기에 있는 암도 사라지게 할 방법이 있으니, 너무 상심하지 마세요."

필자는 두 사람에게 완치에 대한 희망을 갖게 하는 대신 불안감은 사라지게 하고 싶어 말을 이어 갔다.

"제수씨, 암이든 어떤 난치병이든 그 병을 일으킨 원인을 고치면 완치됩니다. 그 원인은 자신의 나쁜 생활습관에 있는데, 원인을 고치면 완치되는 건 상식이자 과학입니다.

그리고 원인을 고치면 우리 몸의 자연치유력이 되살아나는데, 이것이 약보다 암을 잘 고치는 치료 주체랍니다. 이건 그냥 내 의견이 아니라, 세계 백과사전에 쓰여 있는 말이랍니다. 약은 인체 자연치유력의 보조물이지 그 자체가 치료나 질병 극복의 주체가 아니라고 합니다.

그렇다고 항암 치료가 필요 없다는 뜻이 아니라, 항암 치료의 효과가 빠르게 또 잘 나게 하려면 원인을 고쳐 자신의 인체 자연치유력을 되살려야 한다는 말입니다. 모든 약이 효과를 잘 발휘하고 못하고는, 전적으로 치료 주체인 인체 자연치유력에 달려 있다고 봐도 과언이 아닙니다.

환자가 자신의 인체 자연치유력을 되살리면서 항암 치료를 받게 되면, 그렇지 않은 환자들에 비해 최소 2배 빨리 치료를 끝낼 수 있게 된다는 확신을 갖고 있습니다."

이 같은 원리는 암뿐만 아니라 세상 모든 병의 치료에 적용된다며, 필자의 경험담을 들려주었다.

"1982년 대학병원에서 고치지 못한 간경변증 환자에게 병의 원인인 나쁜 생활습관을 고치게 함으로써 인체 자연치유력을 되살리자, 그는 6개월 만에 완치되어 지금도 건강하게 활동하고 있습니다.

세수씨가 병원에서 항암 치료를 받을 때, 제수씨는 자신에게 있는 나쁜 생활습관 고치기를 병행하시면 됩니다. 제수씨 말고 원인을 고쳐 줄 사람은 아무도 없답니다. 오직 자신만이 원인을 고칠 수 있지요.

1983년에는 약으로도 고쳐지지 않던 4년 된 불임 부인에게 원인을 고치게 하여 인체 자연치유력을 되살리게 했더니, 불과 두 달 만에 임신을 하게 되는 경험도 했습니다.

2001년에는 몇 달 전부터 무릎을 펼 수 없어 서서 걷지 못하게 된 청년이 종합병원에서 두 달 반 동안 입원 치료를 받았지만 전혀 효과가 없었는데, 그에게도 인체 자연치유력을 되살리는 처방을 실천하게 하자 불과 28일 만에 무릎을 펴고 걷게 되는 경험을 했습니다.

그리고 제 친척 세 사람이 암에 걸렸다 완치되었는데, 모두가 자신들에게 있는 원인인 나쁜 생활습관을 고친 덕분이었답니다."

이어, 필자의 전립선암에 대한 이야기를 들려주었다.

"아까 동생에게 내가 전립선암에 걸렸다 나았다고 말을 했는데, 사실은 전립선암 의심 증상을 고친 것이지만 동생을 실망시키지 않으려는 뜻으로 그렇게 말한 것이랍니다.

2013년 4월 전에 혈뇨가 있어 서울 SS병원에서 혈액검사를 받았는데, 전립선암 표지자인 PSA 수치가 21로 나왔답니다. 정상 범위가 0에서 4까지라는데 21 정도면 암이 의심되는 것이었지요.

하지만 저는 조직검사를 할 생각은 없었어요. 암이라고 나와도 치료 대신 원인인 나쁜 생활습관을 고치면 될 것이고, 암이 아니어도 정상 수치가 나올 때까지 원인을 고칠 작정이었기 때문입니다.

서울에서 약국을 운영하는 친구는 자기 환자들 가운데 PSA 수치 7-12를 보이던 몇 사람이 조직검사 결과 암으로 판명되어 수술을 받았다며 급히 수술 받기를 권하는 것입니다. 또 부산에 살고 있는 초등학교 친구도 수치가 6.7이 나와 검사를 받았더니 암이라고 해서 수술을 받았다는 것입니다.

하지만 저는 생활습관 고치기만 고집함으로써 조직검사를 하지 않았는데, 그렇다고 생활습관 고치는 노력을 그리 열심히 하지 않은 탓에 년 3-4회 혈뇨가 나타나는 것이었어요. 그러다 2016년이 되어서야 '이렇게 해선 안 되겠구나' 싶어 적극적으로 원인 고치기를 한 것입니다.

그렇게 약 1년 가까이 단 한 번의 혈뇨도 없고 컨디션도 아주 좋아 완치되었는지 확인하고 싶어져 11월에 조직검사를 받았는데, 결과는 '암 없음'으로 나온 것입니다. 처음부터 조직검사를 받지 않아 암이 있었는지는 알 수 없지만, 어쨌든 결과적으로는 암이 없는 것으로 나온 것입니다."

더불어, 필자의 아내의 사례도 참고가 될까 하여 소개해 드렸다.

"제수씨, 약 15여 년 전 아내가 보험업을 하는 이종질녀의 부탁을 받고 건강보험을 가입하려고 둘이서 보험회사의 규정에 따른 가슴 엑스레이를 찍기 위해 의원에 갔지요.

판독 결과 의사 선생님으로부터 '가슴 사진만으로 확진할 수 없지만 폐에 암으로 의심되는 뭔가가 보이니 큰 병원에 가서 정밀검사를 받으라.'는 말을 들은 것입니다.

당연히 보험에 가입할 수 없게 된 것이지요. 그 말을 듣고 아내에게 서울이나 부산의 큰 병원에 가 보자고 했더니 내게 이렇게 말하는 것입니다.

'평소 당신은 몸에 암이든 다른 병이 있다 하더라도 그 진단을 받은 날부터 건강 생활을 실천하면, 당장 그날부터 병의 악화는 멈추고 점차 호전되는 반응이 일어나게 된다고 가르쳐 주지 않았습니까? 나도 오늘부터 적극적으로 실천할 것이니, 제발 병원 가자는 말만 하지 말아 주세요.'

다음 날 평소 아내는 자신이 하고 싶어 했던 댄스스포츠를 다니며 건강한 식사, 호흡, 수면, 완치된 모습을 상상하기를 아주 적극적으로 실천하는 것입니다. 그 이후로 우리 둘은 암이란 말 자체를 입에 올린 적도 없었고 병원 가잔 말을 해 본 적 없이 지금까지 잊고 생활하고 있습니다."

진짜 암인지 아닌지를 알고 싶어 하지도 않고, 오로지 생활 습관만 건강한 방식으로 바꾸면 된다는 긍정적이고 태평스러운 사고를 가지고 있는 사람이 필자의 아내여서 한편으로 고마운 마음이 들었다는 설명도 덧붙였다.

"제수씨, 나의 당숙모님과 매제 두 사람 그리고 불임, 간경변증, 강직성척추염을 고친 사람들의 공통점은 원인을 고치는 실천을 했다는 사실입니다. 나와 아내의 경우를 두고 암을 고쳤다는 말은 할 수 없어도, 우리도 나쁜 생활습관을 고친 것이 전부였답니다.

제수씨 역시 암을 불러온 원인을 고치는 건 필수입니다. 암의 원인이 나쁜 생활습관 외에 바이러스나 기생충 또는 유전자 돌연변이로 발생할 수도 있다고 합니다.

하지만 어떤 원인으로 발병했든 환자가 건강한 생활습관을 실천하게 되면, 치료 주체인 인체 자연치유력이 되살아난다는 건 분명한 사실입니다.

인체 자연치유력을 되살리면 약에만 의존하는 사람들에 비해 훨씬 빠르고 좋은 효과를 얻을 수 있을 것입니다. 술을 비롯한 나쁜 식습관과 담배, 수면 부족, 운동 부족, 스트레스 등 부정적인 생각, 이 다섯 가지 요소가 바로 나쁜 생활습관이랍니다.

제수씨의 경우 지금 당장 인체 자연치유력을 최대로 올려야 할 형편이 아니겠습니까. 그러니 이렇게 하세요.”

후배의 아내에게 자연치유력을 높이기 위한 실천 방법을 아래와 같이 설명해 주었다.

“먼저, 밥과 반찬(동물성 및 트랜스 지방이나 기름에 튀긴 것 말고 각종 야채, 해조류, 생선 등)을 입에서 백 번 씹고, 물은 두 시간 후에 마셔 주세요.

이렇게 하면 장 환경이 개선되면서 유익한 균이 많아져 면역력이 아주 높아지게 되고, 또 양질의 항체가 많이 생산됨으로써 암에 대항할 능력이 강화됩니다.

또 낮에 깨어 있는 시간 내내 의식적으로 심호흡을 하셔야 합니다. 지금 하는 호흡은 무의식 호흡이면서 산소 흡입량이 그리 많지 않습니다."

그러면서 후배에게 부탁했다.

"동생, 제수씨가 심호흡을 의식한다고 하더라도 자기도 모르는 사이 잊어버리게 될 가능성이 크네. 그러므로 옆에서 몇 분 간격으로 '심호흡'이라고 말함으로써 상기시켜 드리게."

암이 가장 무서워하는 것이 바로 산소이다. 산소가 충분히 공급되면 암 세포는 활동을 못하고 커질 수도 없기 때문에 심호흡의 중요성 강조하며 설명드린 것이었다.

"낮잠은 아주 짧게 취하고 저녁 9시에서 늦어도 10시에 자도록 하세요. 하룻밤 푹 자게 되면 항체가 배로 증식한답니다. 또 잠자는 동안 몸은 청소와 치유 작용을 잘하기 때문입니다.

그리고 가능하면 자주 많이 활동하세요. 환자라고 가만히 있으면 세포들도 치유 활동을 게을리한답니다. 운동은 전신에 영양과 산소를 원활하게 공급하고 또 환자의 기분을 좋게 함으로써 암 때문에 받는 우울감을 쉽게 잘 물리친답니다.

그런데 암을 걱정하고 불안하게 생각하면, 몸에서는 즉시 암을 악화시키는 반응을 일으키지요. 내분비계에선 병을 악화시키는 물질을 분비하고, 면역계는 면역력을 저하시키고, 순환계는 혈액 순환이 잘 되지 않게 하는 등 인체 모든 기관과 조직의 신경과 세포들의 기능을 저하시킵니다.

반대로 꼭 낫는다는 생각을 가지면 그 즉시 암을 잘 고치도록 인체 기관, 조직, 계, 신경과 세포들이 합동 치유 작동을 하게 된답니다. 이러한 원리 때문에 앞에 소개했던 분들이 잘 낫게 된 것임을 명심하기 바랍니다.

제수씨, 지금 설명한 것이 인체 자연치유력을 최대로 끌어올리는 처방인데 내용에 공감이 가시는지요?"

"네, 이해가 됩니다. 그대로 해 보겠습니다."

후배 부부가 희망을 가지게 되었음을 느낌으로 알게 된 뒤 헤어졌다. 그 후 수시로 후배와 연락하면서 자신감을 갖고 잘 대처하란 당부와 격려를 했다.

후배 부인은 항암 치료를 한 차례씩 받고 내려오면 엄청나게 힘들어하는 모습이었고, 그럴 때마다 병원에서 영양주사를 맞곤 했다.

미국에서 발표된 보고에 의하면 암 환자의 50% 정도는 항암제 부작용을 겪는다고 한다. 사망에까지 이르게 하는 무서운 부작용을 이겨 내려면 더욱 열심히 5가지 요소를 실천해야 하므로 후배 부부를 만날 때마다 반복 설명함으로써 실천 의지를 갖도록 도왔다.

9월에 6차 항암 치료가 끝나고 CT 검사와 PET 검사로 암 치료 여부를 확인하기로 했으나 의사 선생님의 사정으로 10월 초로 연기되었다고 했다.

환자와 남편은 판정을 기다리는 동안 초조했을 것이다. 필자도 결과를 빨리 알고 싶었으니까.

그리고 최종 결과가 나오는 날 오후, 후배에게 전화를 했더니 대동맥에 있던 암도 사라지고 없다는 것이었다. 더 이상 항암 치료가 필요 없다는 판정을 받고 버스로 내려가는 중이라는 반가운 소식이었다. 얼마나 반가웠던지!

"동생, 축하하네."

하루는 후배 아내를 만났는데, 만면에 미소를 띠면서 고맙다는 인사와 함께 "지금부터가 중요하다고 생각한다."는 말을 하는 것이다.

필자도 평생 재발을 막기 위해서는 그 처방을 앞으로도 계속 이어 가라고 조언할까 했는데, 먼저 말을 한 것이다.

그 후 2019년 2월, 3월, 5월, 8월, 11월 재검사에서도 정상으로 나왔다고 했다.

2018년, 후배 아내와 같은 병실에 있던 난소암 환자가 있었다는 얘기를 후배로부터 들었다.

그 환자는 대장에만 전이된 상태라 후배 아내에 비하면 다소 가볍다고 볼 수 있는데, 그는 6차 항암 치료 후 3차례나 더 받게 되었다는 것이다.

후배의 말에 의하면, 자기 아내가 필자의 얘기를 하면서 자기가 빨리 낫게 된 이유와 처방을 가르쳐 주었다는 것이다. 그 환자가 총 12차례 치료를 받은 것과 비교할 때, 후배의 아내는 2배 빨리 나은 셈이 된다.

2020년 3월 말경, 그 환자가 궁금하여 후배에게 전화를 했더니 재발되어 2월경 타계했다는 것이다. 비록 일면식이 없는 분이지만 세상을 떠났다는 말을 듣게 되자 마음이 참 아팠다.

그러던 중 5월경 후배와 안부 전화를 하면서 알게 된 사실인데, 후배 아내의 경우 간에 전이되어 크게 낙담을 한다는 것이다.

후배의 아내가 암 수술 당시부터 콩팥과 방광 사이에 관을 시술했다고 했는데, 그 뒤로 낫지 않고 자주 염증이 반복되어 너무 힘들어한다는 말을 듣곤 했다.

암은 나았어도 그것이 몸을 괴롭히는 것 때문에 큰 스트레스를 받고 있는 데다 같은 병실에 있던 사람이 나았다 재발되어 사망했다는 소식에 충격을 받았던 모양이다.

그래서 가끔 남편이 심호흡과 식사법 등을 잘 실천하자고 말하면, 그 말이 스트레스가 된다고 한다는 것이다. '조언을 스트레스로 여기면 크게 몸을 해치게 되는데…' 하는 염려가 생겨났다.

필자와 아주 가까운 사람 중 두 사람은 암 수술을 받고 각각 2년과 4년을 잘 지내다가 세상을 떠났는데, 이유는 스트레스에 있었다.

한 사람은 남편이 아내의 건강을 위해 자기가 알고 있는 과학적 근거들을 제시하면서 조언을 하면, 그 조언 자체를 간섭으로 여겨 큰 스트레스로 받아들이는 것이다.

그리고 또 다른 한 사람은 몸이 아픈 중에도 여러 가지 일에 직접 관여하면서 일이 뜻대로 풀리지 않자 엄청난 스트레스를 받게 되었다고 한다.

두 사람의 경우 스트레스를 크게 받는다는 말을 한 지 1년도 지나지 않은 시점에 급격하게 악화되더니, 결국 귀하기도 귀한 생명을 잃게 되었다.

가족들이 아주 현명한 분들이라 제철에 나는 기능성 음식을 정성껏 챙겼으나, 극심한 스트레스는 그 같은 유익한 음식들의 효과마저 헛것으로 만들어 버린 것이다.

그리고 또 다른 두 사람이 있는데, 이들은 자신이 병든 것을 남들이 안다는 것 자체를 스트레스로 여겼다.

그래서 병이 악화되어 치료가 되지 않을 정도가 되어도 쉬쉬하는 것이었다. 두 사람은 자신들의 그런 부정적 사고가 어떤 치료도 소용없게 만들어 버린다는 사실을 몰랐던 것이다.

그들이 아프다는 소식을 들은 필자가 마음이 아파 좋은 치유 처방이라며 가르쳐 주려 해도 병원에서 들어 이미 알고 있다는 식으로 거절했다.

암 환자가 선진국의 유명 병원을 찾는다고 해도 환자가 스트레스를 스스로 승화하지 못하면 모든 치료는 소용없게 된다는 점을 알아야 한다. 스트레스가 암의 원인으론 담배의 6배라는 연구 결과가 근거 없이 나온 게 아님을, 모든 암 환자들이 알아야 한다.

이런 사람들과 달리 필자의 막내 매제의 경우, 암 수술 후 올해가 10년째인데 여동생의 말에 의하면 매제도 사람인지라 스트레스를 받을 때가 더러 있다는 것이다.

하지만 그럴 때 여동생은 손 편지를 쓰거나 카톡으로 마음을 달래 주고 아이들 앞에서 "나에겐 네 아버지가 가장 소중한 존재다."라는 말로써 남편의 존재 가치와 자존감을 느끼도록 노력한다는 것이다.

여동생은 남편의 일거수일투족을 지켜보면서 스트레스 요인이다 싶으면 즉시 이 같은 행동을 함으로써 스트레스가 남편의 몸에 해를 끼치기 전에 해소시키려는 노력을 한 것이다.

이렇게 지극정성으로 아픈 가족을 보살피는 노력이 있으면, 환자는 스트레스가 가족에 대한 감사로 바뀌게 되면서 몸에서는 치유 작동이 활발하게 일어나게 된다. 이것이 암 치료의 핵심이라고 필자는 확신하고 주장한다.

여동생이 그동안 식단을 꾸린 것을 보았는데, 재료는 누구나 구할 수 있는 평범한 것들임에도 많은 공을 들였음을 알 수 있었다.

다시마 육수로 계란찜을 만들고, 현미나 야채, 흑임자, 호박 등의 죽과 생신을 찜해서 준비하고, 우엉이나 연근조림과 미역, 조개, 된장, 무, 표고버섯, 두부 등으로 만든 죽과, 간장을 버섯으로, 또 국물은 다시마를 이용하는 등이었다.

이러한 음식에 덧붙여 사랑의 편지와 대화를 함께했던 덕분에 매제는 왕성하게 사업도 할 수 있을 정도로 건강하다.

큰 여동생도 남편에 대한 정성은 막내 여동생이 하는 것과 같을 정도로 최선을 다하는 것이, 마치 큰아들 하나를 보살피듯 했다.

부부가 함께 고향 여행을 할 때면 자기 가방에 처방받은 약은 물론 치유에 도움이 된다는 음식을 준비하여 시간에 맞추어 챙겨 주는 것이었다. 식단에 관한 것은 막내 여동생과 정보 교류를 하는 등 모든 면에서 지극정성이었다.

필자는 두 매제가 수술한 후 병이 평생 재발되지 않도록 하려면 자신의 생활습관을 바꾸는 노력과 실천이 있어야 한다며 처방 다섯 가지 요소를 상세히 말해 주었다. 그중에서 가족 간의 사랑과 환자의 밝고 긍정적인 생각이 차지하는 비중이 80%

이상임을 거듭 강조했다.

아주 오래전 위암 수술을 하신 당숙모님께서 필자 고향에 오셨을 때, 이 처방이 재발 방지에 큰 도움이 될 것이라고 말씀드렸더니 이미 그런 생활을 행하고 계셨다.

그리고 세 사람 모두 병원에서의 완치 판정 기준인 5년을 훨씬 넘겼다.

세상 대부분의 암 환자가 받게 되는 스트레스가 치유 의지를 얼마나 약화시키는지에 대해서는 속속들이 알지 못하는 부분이 있는 건 사실이다. 그래도 가족의 배려와 환자의 노력이 함께 이어진다면, 평생 암의 재발을 막을 수 있게 될 것이다.

수십 년 전, 양산의 모 교사가 암을 극복한 사례가 방송을 타고 전국으로 알려진 적이 있었다.

모든 사람들과 방송의 관심은 그분이 무엇을 먹고 나았는가에 집중되었다. 물론 당시에는 사람들이 암을 고친 음식에 관심을 가질 수밖에 없었던 이유가 있다.

앞에서 말했다시피 미국에서도 암 등의 만성병을 '식원병'이라고 결론 내린 시점이 그 무렵이었다. 즉, 식사가 암의 원인이라고 했으므로 특별한 음식이 암을 고칠 수 있을 것이란 생각을 당연하게 받아들였던 것이다.

그분도 처음엔 이러저러한 음식이 도움되었노라고 했지만, 나중의 고백에 의하면 낫게 된 가장 큰 요인은 가족의 사랑이었다는 것이다. 환자와 가족 간의 진정한 사랑과 밝고 긍정적인 마음 없이 암을 고치기란 실로 어렵다.

한편 난치질환자들의 경우, 병이 재발되면 그것으로 끝나는 줄 알지만 실은 그렇지 않다. 앞의 간경변증을 고친 후배의 경우, 그는 1976년에 처음 대학병원에 가서 치료를 하고 나왔다가 1982년 재발되어 재입원한 것이다.

당시 의사 선생님은 치료가 불가능하다고 생각하고 퇴원을 명했지만, 치료 주체인 인체 자연치유력을 되살린 덕분에 나아 38년을 건강하게 활동하고 있지 않은가.

얼마 전의 통화에서 후배는 127세까지 살 수 있도록 하나님께 부탁하고 약속했고, 자신도 그럴 자신이 있다면서 큰 소리로 껄껄 웃는데 왠지 공감이 갔다.

약 15년이 넘은 것으로 기억된다. 필자가 통영지방법원 조정위원으로 활동할 때 함께했던 72세 정 사장이란 분이 자기 경험을 식사 자리에서 털어놓았던 적이 있다.

자기가 25살이던 시절 간경변증에 걸렸다가 치료를 받고 나았는데, 2년이 지나 재발하게 되었을 때 병원에서는 치료가 어렵다고 하더라는 것이다. 아직 꽃을 피워 보지도 못한 젊은 나이에 세상을 떠나야 한다는 생각이 들어 하룻밤 눈물을 흘렸는데, 그 양이 걸레로 짜서 그릇에 담을 정도가 되었더란다.

그때 머릿속에서 '내가 가더라도 마지막으로 이웃에게 봉사를 하고 가자'는 생각이 들더라는 것이다. 그렇게 실제로 봉사를 행하게 되면서부터 건강이 차차 좋아지더니, 지금까지 25년 이상을 살고 있다면서 자기 경험을 책으로 내고 싶은 생각이라고 판사님과 일행 앞에서 말했다.

후배 부인이나 다른 환자들의 경우 암이 재발된다고 '이젠 끝이다'는 생각을 버리고 '꼭 나을 수 있다'는 믿음을 놓지 않길 바라는 바이다.

2020년 12월 하순경, 후배에게 전화하여 요즘의 상태를 물었더니 지금은 컨디션이 아주 좋아지고 환자 자신도 긍정적 자세로 항암 치료를 잘 받고 있다며 안도하는 마음인 것을 읽을 수 있어서 좋았다. 2021년 8월 전화통화로 밝고 긍정적인 음성을 확인했다.

언젠가 필자의 유튜브에 이런 답글을 보낸 사람이 있었다.

득도를 하신 고명한 스님이 암에 걸려 세상을 떠났는데, 그 스님의 암이 나쁜 생활습관 때문이었겠냐는 것이다.

당연한 물음이라고 생각한다. 하지만 암에 걸리는 원인이 나쁜 생활습관뿐만 아니라 바이러스나 기생충 또는 유전자 돌연변이 등에도 있다는 사실이다. 그 스님의 경우, 생활습관은 바르게 해 왔을지라도 감염에 의해 또는 유전자 돌연변이로 인한 암일지 모른다.

어떤 원인에 의해 발생된 암이라 할지라도 현재 치료 방법은 거의가 수술 후 항암약물을 사용하는데, 이런 약을 통한 치료에는 한계가 있다는 것을 알아야 한다. 약으로 고쳐지지 않을 땐 치료 주체인 인체 자연치유력을 되살려 고친다면, 완치될 확률이 높아지기 마련이다.

자신의 인체 자연치유력을 되살리기 위해서 꼭 필요한 조건 가운데 가장 중요한 요소가 '꼭 낫고야 말겠다.'는 긍정적 생각이다. 하지만 그 스님의 경우엔, 일반 환자들의 생각과 달리 자신의 암을 전생의 업보로 받아들이려 하신다는 점이 큰 방해가 된다.

우리 인체는 오직 생각의 긍정 또는 부정 여하에 따라 반응할 뿐이다. 따라서 '난 꼭 나아야지' 하는 생각보다 '전생의 업이니 달게 받자' 하는 생각으로는 인체 자연치유력을 결코 되살릴 수 없음을 알아야 한다.

정직하지 못거나 악을 행한 사람들 가운데 난치질환에 걸렸다 낫게 되는 사례도 더러 있는데, 이들은 자신의 생각을 긍정적으로 가지고 치료에 임했기에 가능했던 것이다.

한편 국내 암 완치율을 보면 위암, 간암, 대장암이 평균 30% 내외라고 나와 있다. 그렇다면 이들은 따로 병원에서 특별한 관리를 받은 것일까?

아니다. 오직 환자 자신이 재발되지 않도록 생활습관을 건강한 방법으로 행하고, 인체 자연치유력을 되살릴 긍정적 생각을 유지한 덕분이다.

필자는 암을 완치하지 못한 약 70%의 환자들도 앞으로 건강 생활습관과 스트레스 승화법을 행함으로써 인체 자연치유력만 되살린다면 암을 이길 수 있을 것이라 생각한다.

한 번 더 질문해 본다.

만약 식사, 금연, 숙면, 운동 네 가지는 잘 행하지만 스트레스에 시달리는 사람과, 앞의 네 가지 생활습관은 비록 잘 못 행하더라도 스트레스를 승화할 수 있는 사람 중 누가 더 잘 나을까?

스트레스는 결국 네 가지 생활습관마저 실천하고 싶은 의욕을 꺾어 버릴 것이지만, 스트레스를 승화할 수 있는 사람은 잘 행하지 않던 네 가지 생활습관까지 행하고 싶어지도록 만들 것이다.

그러므로 암과 같은 난치질환의 완치 여부를 결정하는 가장 중요한 요소는 스트레스의 관리에 달렸다고 필자는 생각한다.

필자는 암이 재발되어 고통 받거나 치료 불가능한 환자들에게서 보이는 공통점은 그들 스스로 원인 고치는 수고나 인체 자연치유력을 되살리는 노력을 거의 하지 않는다는 데 있다는 것을 알았다.

3개월 시한부 암 환자,
2년을 더 살다

필자의 초등학교 한 해 후배인 친구의 일이다.

그는 서울 WJL병원에서 시한부 판정을 받은 간암 환자다. 치료 시기가 너무 늦었던 탓인지 그 병원 선생님은 항암제를 쓰면 5개월, 안 쓰면 3개월 정도 살 수 있다고 하더란다.

친구는 필자가 알기로 청년 시절 고성읍에서 가장 부지런하고 성실했다. 그런 친구의 그런 소식을 듣게 되었을 때, 너무도 마음이 아팠다.

그는 성격 좋은 아내를 일찍 보내고 자식 둘을 키우느라 고생했겠지만, 그런 내색은 않고 늘 밝은 얼굴로 남을 대하는 착한 친구였다. 평소 생활습관이나 성격으로 보면 암에 걸리지 않을 것으로 생각되는 사람이다.

지금 와서 생각해 보면 그 원인이 나쁜 생활습관이 아닌 바이러스나 유전자 돌연변이에 있었다고 짐작할 수 있겠으나 당시로선 '그가 암에 걸릴 이유가 없는데…' 하는 생각이었다.

필자가 친구에게 도움을 줄 수 있는 것은 인체 자연치유력을 되살리는 실천을 하도록 하는 것뿐이다. 그래서 친구에게 이렇게 말했다.

"친구야, 비록 병원에서는 그렇게 말했지만 그건 어디까지나 약에 의존해 고치려 할 때나 적용될 말이지, 인체 자연치유력으로 고칠 경우엔 결코 해당되지 않는 말이라고 난 생각해.

우리 몸이 가지고 있는 인체 자연치유력이 약보다 병을 더 잘 고치는 치료 주체로 알려져 있다네. 병원에서야 당연히 약을 써서 고치지만, 인체 자연치유력은 환자 자신이 되살려야 하네.

1982년 친구도 알고 있는 후배 이영ㅎ이 부산의 대학병원에서 간경변증 때문에 입원 치료를 받았으나 효과가 없고 점점 악화되자, 병원에서 퇴원을 명하는 바람에 고성 집으로 돌아온 거야.

나는 그에게 약이 고치지 못한 난치병도 환자가 자신의 인체 자연치유력을 되살리면 고칠 수 있는 길이 있다는 희망과 실천 방법을 가르쳐 주었어. 결국 그는 6개월 만에 완치되어 요즘 마산에서 건강하게 살고 있다네. 그러니 친구도 낙담 말고 희망을 갖길 바라네."

그리고 필자는 그 친구에게 바닥났던 인체 자연치유력을 되살리는 방법을 일러 주었다.

"밥과 반찬(일반 가정은 거의 채소나 해조류, 생선 위주)을 입에서 백 번을 씹어 먹고 물을 두 시간 후에 충분히 마시게. 암과 싸우는 양질의 항체가 장에서 만들어지지.

담배는 안 피우니 자주자주 심호흡을 하게나. 암은 산소를 가장 무서워한다네. 잠은 저녁 9시에 자고 친구 집 뒤의 남산을 매일 1시간씩 걷는 운동을 하게.

지금까지 오랫동안 차를 운전하다 보니 운동 부족이 되었을 것이며, 매연과 급히 먹게 되는 식사 등이 몸에 나쁜 영향을 끼쳐 온 것들이 병의 원인이 되었을 걸세.

그리고 가장 중요한 실천 요소인데, 친구의 몸이 나아 활발하게 활동하는 모습을 상상하고 실제로 일어난 것으로 믿고 그 기분을 느끼는 훈련을 잠자리에서 2분가량 행하게.

우리 인체는 한순간도 자기 생각과 다른 반응을 일으키지 않고 생각하는 대로만 반응하고 변화시키는 작용기전이 있다네.
이런 긍정적 생각이 전체 치료 중 70-80%의 비중을 차지한다
고 난 믿고 있다네. 내 개인적 관점으론 80-99%를 긍정적 생
각에 두는 편이야.

우선 인체 자연치유력이 약보다 병을 잘 고치는 주체임을 알
고 그 다섯 가지만 실천하면 인체 자연치유력이 되살아난다는
사실만 믿도록 하게. 친구야, 잘할 수 있겠지?"

"그래, 약사가 시키는 대로 열심히 해 볼게."

자주 전화로 실천을 독려하곤 했는데, 그 역시 컨디션이 날
로 나아지는 것을 스스로 느껴 알 수 있다는 말을 하는 것이다.

그렇게 병원에서 말했던 3개월이 지나고 1년 즈음을 건강하
게 활동할 수 있게 되자, 다시 예전에 하던 운전 일을 시작할 수
있게 되었다.

필자는 고마운 마음이 들면서도 한편으로는 자동차 매연과
밖에서 식사를 해야 한다는 점과 의견이 다른 여러 고객들의
비위를 맞추려면 받게 될 스트레스가 염려되었다.

그렇게 생활한 지 총 2년이 지난 시점, 다시 병이 악화되어
경상대학병원에 있을 때 찾았더니 그 친구는 웃으며 이렇게 말

했다.

"약사, 의사에게 내 몸을 연구나 실험 대상으로 하라고 말할까 싶다. 2년 전에 죽는다던 사람이 지금까지 이렇게 살아 있는 게 신기해서 말이야."

필자는 아쉬움이 많이 남는다. '그 일만 하지 않았더라도 더 살 수 있었을 텐데….' 하는 생각 때문이었다.

세상에는 치료 시기를 놓친 환자들이 무수히 많다. 하지만 그들도 치료 주체가 인체 자연치유력이란 사실을 알고 인체 자연치유력을 되살리는 처방을 배워 실천한다면, 최대한 생존 기간을 늘릴 수 있을 것이라 생각한다. 이 방법의 또 다른 장점은 삶의 질을 크게 향상시킨다는 사실이다.

이렇듯 인체 자연치유력을 되살리면 병이 완치되거나, 완치는 어렵더라도 삶의 질을 높이면서 생존 기간을 어느 정도 늘리는 일이 가능해진다.

재발되는 생활습관병

먼저 생활습관병에 해당되지 않는 병들부터 찾아보기로 하자.

약을 써서 재발되지 않게 낫는 병들로는 대부분의 감염병, 장기나 조직의 기능 및 기질 이상으로 발생하는 병 그리고 어린이 알레르기질환들이 있다. 태어날 때 지닌 병과 원인 불명 질환, 희귀질환 그리고 유전병도 생활습관병의 범주에 들지 않는다.

이들 병을 제외하고 약을 써서 낫지 않고 자꾸 재발된다면, 일단 생활습관병으로 간주해야 한다.

성인에게서 발생되는 알레르기비염이나 자가면역질환의 경우 필자는 생활습관병으로 보는데, 그 이유는 과거 자신들이 건강할 땐 없다가 건강이 나빠지면서 걸린 것이므로 그 원인이 나쁜 생활습관에 있다고 생각하기 때문이다.

필자의 알레르기비염과 어느 청년의 강직성척추염을 나쁜 생활습관 고치는 실천으로 완전하게 고쳐 낸 경험을 통해 이런 나의 주장을 확인할 수 있었다.

약국으로 오는 처방전 가운데 고혈압과 고지혈증, 당뇨, 간, 치매에 사용되는 약물이 차지하는 비중은 대단히 높은데, 이들 병은 모두 환자 자신들의 나쁜 생활습관 때문에 발생한 것이다.

하지만 이러한 병 및 증상을 지닌 환자들은 자신들에게 있는 원인을 고치려는 수고나 노력은 하지 않고, 그저 약에 의존해 증상만 다스리려는 경향이 있다.

발병 시점이 얼마 되지 않아 처방한 약으로도 증상이 쉽게 해소되거나 완화되어 생활에 큰 불편을 느끼지 않기 때문에 구태여 어려운 원인 고치는 수고를 하지 않으려 하는 것이다.

그러다 일부 환자들은 훗날 인체 스스로 고치는 능력이 바닥나 심각한 합병증이나 되돌릴 수 없는 병이 오게 되면, 그제야 원인을 고치지 않은 것에 대해 후회하게 된다.

가벼운 증상에 불과한 만성변비 환자들의 경우에도 병을 볼 때마다 어려움을 느끼면서도 정작 원인을 고칠 생각은 하지 않고, 변비약을 사러 약국을 자주 찾는다.

올바른 건강 식사법을 2-5일 정도 실천하면 변비가 낫게 되는데도 약에만 의존하는 모습은 무척이나 안타깝다. 한마디로, 원인 고치는 일이 이들에게는 너무 귀찮은 것이다.

사실 약을 사용해도 재발되는 병 및 증상들이 얼마나 많은가.

아주 혼한 알레르기비염과 과민성장염, 견비통, 당뇨, 고혈압, 비만, 만성위염, 역류성 식도염, 만성기관지염, 만성피로 등…. 이러한 병은 오직 환자만이 원인을 고칠 때 낫는 법이다.

'결자해지' 즉, 일을 저지른 내가 해결해야 한다는 뜻이다.

이 정도의 병 및 증상 정도는 다섯 가지 원인 가운데 한 가지 또는 세 가지만 실천해도 잘 낫게 된다. 그러나 암이나 간경변증, 강직성척추염과 같은 난치병의 경우에는 다섯 가지 원인 요소 전부를 실천해야 재발 없이 낫게 된다.

2부

생활습관병 원인
고치는 방법

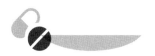

어떤 원인으로 발병했든 환자가 건강한 생활습관을 실천하게 되면,
치료 주체인 인체 자연치유력이 되살아난다.
생활습관병의 원인인 나쁜 생활습관 다섯 가지 요소,
즉 식사 및 술, 담배, 수면 부족, 운동 부족, 스트레스를
제대로 고치는 실천 방법에 대해 강직성척추염 환자에게 지도했던
내용을 토대로 설명하고자 한다.

식사 습관

생활습관병의 원인인 나쁜 생활습관 다섯 가지 요소를 어떤 방식으로 실천해야 병의 재발을 막고 완치할 수 있을까?

다섯 가지 원인 요소를 언급하면 대부분의 사람들은 알 만한 내용이라고들 말하면서도, 정작 그것들을 고치는 효과적인 방법에 관해 질문하면 정확하게 답을 하지 못한다.

그래서 필자는 한 강직성척추염 환자를 고치기 위한 대화를 통해 실제로 행하는 방법을 제시하고자 하니, 모든 생활습관병 환자들은 참고하시기 바란다. 2001년 강직성척추염에 걸린 청년을 고친 사례이다.

어느 장날 아침이었다.

학교 선배는 아니지만 필자보다 몇 살 더 위인 분이기에 평소 형으로 대하는 한 분이 필자의 약국을 찾으셨다. 아들이 군 제대를 마치고 건강하게 몇 년을 지나다가 불과 몇 달 전부터 무릎을 펴고 걸을 수 없게 되어 병원 치료를 받았으나 효과가 없어 혹시나 하는 마음에 필자의 약국을 찾았다고 하셨다.

늘 성한 다리로 잘 걸어 다니던 아들이 갑자기 걷지 못하게 되었으니 부모의 심정이 어떠했을까 생각하니 마음이 아팠다.

"황 약사 동생, 아들의 무릎을 고치기 위해 마산의 종합병원 두 곳에서 입원 치료를 두 달 반 동안 받았는데 전혀 효과가 없어서 인근 대학병원에 가려고 퇴원했네. 병명은 강직성척추염으로 나왔는데, 동생은 양약과 한약을 같이 취급하기에 혹시 한약으로 고칠 수 있을까 해서 문의하네. 가능하겠는가?"

"형님, 양약으로 낫지 않는 강직성척추염이 한약으로 낫는다는 보장은 없습니다. 하지만 제가 아들의 병을 고칠 수 있으니, 내일 아들을 데리고 나오세요."

"동생이 그 병을 고쳐 본 경험이 있단 말로 들리는데?"

"아닙니다. 고쳐 본 적은 없지만 고치는 원리와 처방을 알고 있습니다. 병원에서 병을 고치지 못한 이유도 알고 있습니다. 아드님의 병은 약에만 의존하면 너무나 고치기 어렵답니다."

"그럼 그 처방을 내게 말해 주면 내가 아들에게 전하면 되지 않을까?"

"형님, 이 내용과 처방은 본인이 듣지 않으면 이해도 실천도 할 수 없을 정도로 까다롭습니다. 아버지가 전달해 주어도 아들이 그것을 행할 확률은 제로이므로 꼭 데리고 오셔야 합니다."

다음 날, 아들은 10미터 거리를 1분 정도 걸릴 만큼의 느린 속도로 앉은 자세로 겨우겨우 발을 옮기는 것이다. 자식을 둔 부모로서 청년의 힘든 움직임을 보니 무척 마음이 무거웠다.

'누가 저 청년을 군복무를 이행한 사람으로 보겠는가?'

청년의 부모님은 두 손을 앞으로 모은 채 꼼짝도 않고 애써 외면하는 듯 보였다. 필자가 말했다.

"유군 부모님, 그동안 얼마나 걱정이 많으셨겠습니까? 하지만 이젠 그런 걱정 다 잊으시고 자리에 앉으세요. 제가 아드님을 꼭 고쳐 드리겠습니다."

필자의 말에 희망을 얻는 것 같아 보였다. 그리고 청년에게 말했다.

"유군, 누가 뭐래도 아프면 본인이 가장 힘들어지는 법이지. 몇 개월 전만 해도 멀쩡하던 다리가 펴지지 않게 되었으니 얼마나 기가 찰 노릇인가 말이야.

하지만 자넨 내가 일러 주는 내용을 믿고 그대로 행하기만 한다면, 머지않아 씩씩하게 걸을 수 있게 될 것이라고 난 확신한다네. 나는 이 처방을 이용해서 약으로 고치지 못했거나 병원에서 고치지 못한 병을 고치는 경험을 이미 한 적이 있다네.

자네 병을 고치는 단 하나의 비결은 병의 원인을 고치는 거야. 어떤 병이든 원인을 고치면 낫지 않을 병은 없다네. 그런데 자네 병과 같은 자가면역질환은 원인이 환자 자신에게 있는데, 대부분의 사람들은 그 점을 모르고 있지.

환자 자신에게 있는 원인을 약이나 병원에서 대신 고쳐 줄 수 없기 때문에 치료를 받아도 낫지 않았던 거야. 약물 치료는 병으로 인한 불편하고 견디기 힘든 증상의 해소에 큰 도움은 되지만, 자네에게 있는 원인을 자네 대신 고쳐 주지는 못하지."

곧 병의 원인을 알게 되면, 약이나 병원에서 고칠 수 없는 이유를 알게 될 거라며 말을 이어 갔다.

"현재 의학계에서는 강직성척추염을 비롯한 자가 면역질환의 정확한 원인이 밝혀져 있지 않다고 하지. 그러면서도 한편으로는 인체 면역체계의 이상으로 발생하는 병이라고 한다네.

하지만 나는 학계의 주장과 조금 다른 견해를 갖고 있다네.

자네 병은 자네가 건강했을 땐 없던 병이지. 그런데 어떤 이유 때문인지 몰라도 예전의 건강을 잃게 됨으로써 찾아온 병임은 확실하지. 그래서 나는 면역 이상을 고칠 약을 사용하기 전에 잃었던 자네 건강을 되찾는 것이 바로 원인을 고치는 일이라고 생각한다네.

자네 자신의 본래의 건강을 잃게 한 원인은 지금까지 해 왔던 자신의 나쁜 생활습관들에 있다네. 잘못된 식사, 여기엔 기호식인 술도 포함되지.

자네 식사는 여러 가지 반찬을 골고루 오래 그리 많지 않게 규칙적으로 먹는가? 분명 그렇게 하지 않았을 것 같아. 좋아하는 반찬 위주로 편식하고 과식하거나 잘 안 먹기도 하고 시간에 맞추어 먹지 않았을 것이야. 어때 맞아?"

"예."

"그리고 술과 담배도 했을 것이며, 잠자는 습관도 좋지 않았을 거야. 늦게 자고 늦게 일어나거나 밤샘을 하는 등의 버릇에다 운동하는 것을 싫어하고 집에만 있으려 하는 습관을 갖고 있을 테지. 그리고 신경질을 잘 내고 스트레스를 잘 받게 되는 등 부정적 사고 습관이었을 것 같아. 맞아?"

"약사님, 우리 아들이 하고 있는 그대로를 말씀하십니다."

필자의 말에 즉시 청년의 어머님께서 대답하셨다.

"그것들이 바로 병을 불러오게 한 원인이며 건강을 잃게 한 원인이며 면역체계를 고장 나게 한 원인이라고 난 생각해. 그런데 병원 치료를 받으면서 그와 같은 원인을 고쳐 본 적 있는가? 분명 없을 거야. 그러니 어떻게 의사 선생님이 병을 고칠 수 있었겠는가.

그리고 자네가 그와 같은 원인 전부를 고치게 되면 건강이 회복되면서 저하되었던 인체 자연치유력이 되살아난다네. 본래 사람이 건강할 때는 인체 자연치유력이 높은 수준을 유지하고 있기 때문에 병이 침입할 수 없다네.

그러다 자신의 나쁜 생활습관으로 인해 건강이 나빠지면 인체 자연치유력 또한 떨어져 병이 침입하게 되는 거야. 이렇게 자네 몸의 자연치유력이 바닥나 버리면 아무리 좋은 약을 사용한다고 해도 약효는 발휘되지 못하게 된다네.

인체 자연치유력이 약의 효과를 좌우한다는 사실도 이 기회에 알아 둘 필요가 있어. 세계백과사전에는 인체 자연치유력이 치료의 주체이고 약은 그 보조물이라고 쓰여 있다네."

이러한 대화를 통해 유군 스스로 원인을 고치면 건강과 인체 자연치유력이 되살아나고 그 덕분에 병이 완치되는 이치가 있음을 충분히 설명해 주었다.

"중요한 것은 이런 원리를 아는 것보다 실천하는 것이라네. 고치는 법을 알면 뭣하나? 실천하지 않으면 효과가 일어나지 않는 법이네.

오늘 당장 집에 가거든 귀찮고 힘들더라도 원인을 고치는 노력과 수고를 하길 바라네. 난 틀림없이 자네가 예전처럼 다리를 펴고 걷기 위해선 스스로 열심히 실천하려 할 것이라고 믿어. 하늘도 스스로 돕는 자를 돕지, 스스로 돕지 않는 자를 결코 하늘은 돕지 않는다네. 잘할 수 있겠지?"

"예, 열심히 실천하겠습니다."

"유군, 노파심에서 말하네. 자네 스스로 원인을 고치지 않으면 미국에 있는 저명한 병원을 간다 해도 그 병은 고치지 못하네. 원인을 고치는 일은 의사 선생님도, 부모님도 대신할 수 없다는 사실을 명심하길 바라네."

서로 나눈 대화가 꼭 그대로일 순 없어도, 대화의 내용과 맥락은 이 같은 취지로 전달·전개되었다.

"유군, 평소 식사는 어떻게 하는가? 반찬을 고루 섭취하고 오래 씹는 편인가?"

"소고기 반찬만 주로 먹습니다. 채소를 먹어야 한다며 만들어 줘도 젓가락이 안 가고 혹시 그것을 입으로 가져가면 즉시 구역질이 나옵니다. 그리고 밥은 몇 번 씹지 않아도 그냥 넘어가 버립니다."

"자네 병과 같은 자가면역질환을 고치는 1차 관문이 바로 건강 식사법을 지키는 거라네. 자네처럼 소고기만 먹고 채소를 먹지 않으면 장의 환경이 최악의 상태가 되고 말지.

육류 위주의 편식은 장 내 세균의 균형을 깨트리는 원인이 된다네. 육류 위주의 식사는 장에 유익균보다 유해균이 많이 생기게 하고, 그로 인해 장 내 불량 항체가 많이 만들어져 면역 기능이 망가지게 되는 거야.

학계에 의하면, 잘못된 식사로 인해 장에서 만들어지는 불량 항체 중 임뮤노글로블린 E는 알레르기비염의 주범으로 알려져 있다네.

내 생각으론 자네가 하던 것처럼 식사를 하게 되면 장에서는 양질의 항체보다 불량 항체가 더 많이 만들어질 것이고, 그 불량 항체 가운데서 어쩌면 강직성척추염의 원인이 되는 특정 항체가 만들어질지도 몰라. 앞으로 의학이 더 발달되면 규명될 수 있지 않을까 생각하네."

그러면서 유군에게 당장 오늘 저녁부터 건강한 식사 습관을 가지도록 노력하고 실천해야 함을 설명했다.

"밥 양은 평소의 약 70-80%를 취하고 채소와 해조류 반찬 5-6가지를 국이나 물 없이 입에서 백 번씩 씹어 삼키고, 물은 식후 두 시간에 충분히 마시는 방식의 식사를 하게.

음식이 위에 들어가면 처음 30분은 침과 음식의 화학작용이 일어나고 나머지 1시간 30분가량은 위액과 음식의 화학작용이 일어난다네. 그래서 두 시간 동안 가능하면 물을 참으라는 거야. 약 먹는 물은 한 모금 정도로 침과 섞이게 하게.

사람의 치아가 입안에 있는 이유는 위가 네 개인 반추동물과 달리 되새김질을 할 수 없고, 또 새처럼 모래주머니가 없기 때문에 입에서 오래 씹어 먹으라는 조물주의 뜻이라네. 그래서 오래 씹으려면 가능한 한 국이나 물은 식사 중에 피하는 게 좋아.

음식을 오래 잘게 씹으면 소화액과 잘 섞여 장에 덜 소화된 찌꺼기가 거의 남지 않게 되지. 이는 오랜 옛날 아궁이에 땔감을 넣을 때 장작을 그냥 넣는 것보다 아주 잘게 잘라 넣게 되면 더 잘 타게 됨으로써 아궁이 바닥에 찌꺼기가 거의 남지 않는 것과 같지.

식사를 이렇게 건강한 방법으로 하게 되면 빠른 사람은 이틀 만에, 늦은 사람은 일주일이면 그 효과를 알 수 있는데 우선 대변이 충실해지는 것을 알 수 있어."

필자는 이러한 식사법을 실천하여 실제로 병증을 고친 사례를 알려 주었다.

"몇 년 전 40대 후반의 한 남자는 대변이 연필 굵기로 가늘게 나온 지 오래되었는데, 정장제나 변비약을 복용해 봐도 전혀 고쳐지지 않는다는 거야.

그래서 내가 그분에게 단 일주만이라도 국 없이 밥과 채소와 해조류 반찬 몇 가지를 백 번씩 씹어 삼키고 식후 두 시간까지 물을 참았다 마실 자신이 있다면 약 안 먹고 고쳐질 것이라고 했더니, 그럴 각오가 돼 있다는 거야.

그는 일주일 후 놀라울 만큼 굵고 충실한 변을 보게 되었을

뿐만 아니라 친구들로부터 '뭘 먹는데 얼굴이 그렇게 맑지?'라는 말을 듣게 되고 피로를 덜 느끼게 된다며 좋아했다네.

　내 어머니께서는 이런 식사와 심호흡으로 변비가 낫게 되고, 한 달에 2㎏의 체중이 빠졌다고 하셨네. 나도 몇 차례 위염이나 역류성식도염 증상이 있을 때면 이렇게 식사를 하여 하루나 이틀 만에 고쳐 버린다네."

　더불어 건강한 식사법으로 장이나 위의 문제뿐 아니라 바이러스를 원인으로 하는 병증까지 완치한 사례도 들려주었다.

　"우리 어머니의 경우 건강 식사를 두 달간 계속했더니 6개월 전부터 목 주변으로 돋아나던 무수한 무사마귀가 사라지더라고 하셨네.

　유군, 무사마귀는 바이러스가 원인이 되어 생기는 증상으로, 약은 항바이러스 제재를 써야 하네. 그런데 건강한 식사법으로 그것이 사라졌다는 것은 장에서 바이러스를 물리칠 수 있을 정도로 양질의 항체가 많이 만들어졌다는 증거로 볼 수 있지.

　내 경우에도 만 이틀 만에 변비가 낫게 되었고, 3년 전부터 2년간 봄철 알레르기비염으로 불편을 느끼다가 이렇게 식사를 한 지 일주일이 되자 재채기와 콧물이 멈추게 되는 걸 경험했네.

발병 초기 2년간은 약을 먹을 때는 증상이 사라지다가도 약을 중단하면 이내 재발되곤 했지. 의학계에서는 면역체계의 이상으로 알레르기비염이 발생한다고 했으니, 결국 이와 같은 건강한 식사가 고장 난 내 몸의 면역체계를 정상으로 고쳤다고 보면 되네."

현재로서는 알레르기비염의 원인치료법으로 알려진 것으로는 면역치료가 있다. 이 치료를 받은 사람의 일화도 소개해 주었다.

"어느 40대 부인이 천만 원을 들여 1년에 걸쳐 면역치료를 받았는데, 치료가 끝난 얼마 후에 재발되더라는 거야.

그 면역치료가 그분의 나쁜 식사 습관을 대신 고쳐 준 건 아니지 않은가. 알레르기비염의 근본적인 원인요법은 건강 식사법이지, 면역치료는 아니라네. 따라서 면역치료를 받는 환자는 자신에게 있는 원인을 고치는 실천을 병행해야만 완치할 수 있음을 알아야 하지.

난 자네의 병이 나게 된 이유는 잘못된 식사에 담배와 운동 부족 등의 원인들이 보태진 때문이라고 확신한다네. 술은 기호식이라 식사의 범주에 포함되는데, 자네의 경우에는 술을 마시게 되면 염증이 급속히 악화되므로 단 한 잔이라도 마시지 말아야 한다는 점도 명심해야 하네.

유군, 건강 식사의 중요성을 이해하겠지?"

"네, 알겠습니다."

"그리고 유군 어머니께서는 아이가 정상적인 식사를 할 때까지 식후 사과 반쪽과 케일, 몇 가지 채소를 갈아서 먹게 해 주세요. 섬유질이 절대적으로 부족하기 때문에 보충해야 합니다."

유군의 어머니께 당부 말씀을 드린 후, 다시 유군에게 필자가 건강 식사를 실천하는 방법을 예로 들어 설명해 주었다.

"유군, 건강 식사법의 효과나 유익한 점에 관해서는 인터넷으로 정보를 찾아보고 그 내용들을 참고하게.

내가 말하는 이 같은 건강 식사를 실천하면 장에 찌꺼기가 덜 생겨 장 내 유익균이 많아지고 양질의 항체들이 생산됨으로써 면역 기능이 정상화된다는 것을 알게 될 거야.

참고로 필자와 1개월에 5㎏을 감량했다는 40대 비만 여성,

60세 당뇨 환자와 70대 복부비만인 사람이 했던 식사법을 알려 주지. 물론 걷기와 상상법도 병행했다.

밥 양은 예전의 2분의 1 또는 3분의 1로 하고 반찬은 일반 가정에서 흔히 해 먹는 것들로서, 김치와 콩나물을 비롯한 몇 가지 나물, 달걀 1-2개, 미역 및 김 파래, 콩자반, 감자볶음, 멸치볶음, 카베츠, 깻잎, 상추, 배추, 당근볶음, 생선, 최근엔 방울토마토, 땅콩 등을 먹지.

이들 반찬들을 끼니마다 다른 것들로 5-6종류를 준비해서 먹는데, 과체중인 사람은 늘 상추와 당근, 카베츠, 배추의 양을 늘리면 2주 만에도 배가 줄어드는 것을 확인할 수 있지.

나는 혼자 밥을 먹는 경우에는 밥 양 2분의 1 또는 3분의 1에다 방울토마토 7-8개와 당근과 마늘, 땅콩을 갈아서 팬에 끓이다 달걀 2개와 카레가루 약간 섞어 걸쭉하게 만들어 김치와 나물, 김, 콩자반을 상추 다량과 함께 섭취해.

예전 밥 양을 늘리고 반찬을 적게 먹을 때와 비교하면, 배가 빨리 고파지지도 않으며 몸이 무척 가벼워 산 오르기가 수월해지고 컨디션이 좋아지는 걸 느낀다네."

담배 피우는 습관

"유군, 담배를 피우는가?"

"네."

"그렇다면 담배는 이 시간 이후로 완전하게 끊어야 하네. 담배가 암 원인의 2위로 알려져 있는데, 자네 병뿐만 아니라 모든 병에도 두 번째 원인이 될 것이라고 난 확신하고 있다네.

담배 속에 든 유해물질이 많다는 걸 모르는 사람은 없지만, 대부분의 사람들이 끊지 못하는 이유는 자신들이 심각한 병에 걸리지 않은 때문이야.

그러나 자네의 경우는 다르지. 담배를 피우면 자네 몸속 치유 세포들의 치유 능력이 크게 떨어져 약의 효과를 잘 나지 않도록 만든다네.

그리고 인체 자연치유 세포들도 먹은 음식으로부터 에너지를 얻어야 활동을 할 수 있는데, 먹은 음식이 전부 에너지로 바뀌려면 산소가 넉넉해야 한다는 것을 알아야 하네.

흡연자들은 대부분 식후 즉시 담배를 피우는데, 담배 속의 일산화탄소는 산소보다 혈액과의 결합력이 훨씬 높기 때문에 음식물의 화학작용에 필요한 산소량이 부족해진다네. 이러한 산소 부족은 에너지화 과정에 불필요한 중간물질을 만들어 몸을 피로하게 하고 근육에 통증을 일으키기도 해.

과거 아궁이에 불을 지필 때 날씨가 흐리고 비가 올 것 같은 날에는 땔감이 활활 타지 않아 화력이 약해지고 타지 않고 남은 찌꺼기들이 많이 생기는 것을 보았지?

이렇듯 음식을 먹고 담배를 피움으로써 산소공급이 잘 이루어지지 않게 되면 먹은 음식 전부가 에너지로 바뀌지 못하고 대사 중간물질이 만들어지지. 에너지 생산에 있어서 산소는 아주 중요한 역할을 한다는 사실을 알아야 해."

이어 담배로 인한 산소 부족 현상에 관한 재미난 일화를 들려주었다.

"1990년 전후로 기억되는데 나와 친구 두 명, 우리 셋이 11월 초 통영 용초도라는 곳으로 밤낚시를 갔어. 고기는 물지 않고 공기는 차가워 셋이 텐트로 들어가게 되었는데, 그때가 밤 12시 즈음이었어. 셋이서 담배를 피우다 지기로 히고 옆에 난 작은 공기구멍마저 닫고 누웠지.

그렇게 두 시간 남짓 잤을까? 그때 한 친구가 콜록콜록 하는 소리에 잠이 깨었지. 그가 담배를 피려고 라이터를 켜는데, 아무리 해 봐도 불이 붙질 않는 거야.

그 모습을 누워 지켜보던 한 친구가 일어나 앉으면서 '네 건 국산이라 그래. 내 라이터는 일산이라 잘 켜지지.' 하며 건네주었어. 2-3일 전 일본에 갔다 사 왔던 라이터의 성능을 자랑할 겸 건네준 거야.

그런데 그것마저 불이 켜지지 않자, 둘이서 한국을 '짚신'이라 하고 일본은 '게다짝'이란 용어를 쓰면서 두 나라의 라이터 만든 사람들을 향해 욕을 하는 게 아니겠나?

그 순간 나는 불이 안 켜지는 이유를 알고 즉시 일어나 앉았지. 하지만 시치미를 뚝 떼고 둘에게 이렇게 말했어. '너희 둘이 한국 사람과 일본 사람을 욕한 때문에 불이 켜지지 않은 거야. 지금 당장 밖을 향해 사과하는 말을 하고 다시 켜 봐. 그러면 즉각 불이 켜질 거야.'

그랬더니 친구들도 '웃기고 있네, 그런 게 어디 있어?'라고 말하며 믿지 않았지. 그래서 내가 텐트의 작은 문과 큰 문을 열고 보란 듯 소리치기를, '아까 욕한 것 사과합니다. 우리 친구들을 용서해 주세요.' 하고는 둘에게 이제 불을 켜 보라고 했지. 그러자 당연히 두 라이터에선 불이 켜 진거지."

"아니, 어떻게 그게 가능했던 겁니까?"

"자네처럼 '무슨 영문이지?' 하는 표정을 짓는 두 친구에게 라이터에 불이 붙지 않은 이유가 산소 부족 때문이었음을 말해 주었지.

공기 중의 산소 농도는 약 21%인데 불이 붙지 않을 정도라면 16% 이하로 떨어졌다는 증거이며, 농도가 14% 이하로 떨어진 상태에서 4-5분이 지나면 생명을 잃게 된다네.

술 마시고 차량의 문을 잠근 채 잠들었다 생명을 잃게 되는 경우도 산소농도가 14% 이하로 떨어진 증거이며, 언젠가 TV에서 창 없는 황토방에서 노부부가 질식사했다는 내용을 보도한 적이 있는데, 이 역시 산소 부족 때문이었어."

더불어 유군에게 담배만 끊는 것으로 끝내지 말고 지금부터 복식호흡이나 심호흡을 행하는 습관을 가져야 한다며, 복식호흡의 중요성에 대해서도 설명해 주었다.

"복식호흡은 불안한 마음을 가라앉히는 천연신경안정 작용도 하는데, 실제로 마음이 초조하거나 걱정되는 일로 가슴이 두근거릴 때면 단 10초만 행해도 마음이 진정되는 것을 나는 무수히 경험하고 있다네.

언젠가 고성군 보건소 소장으로 계시던 내 고등학교 선배님께서 약국에 오셔서 이런 말씀을 하는 거야. '동생, 며칠 뒤 사무관시험이 있는데 시험에 대한 걱정을 하게 되니 미리 두렵고 불안해지는데 이 같은 마음을 없앨 좋은 방법이 있을까 해서 왔네. 이런 마음으로 시험을 보다간 자칫 그르치게 되지 않을까 걱정이 되네.'

그래서 '수험장에 들어가시거든 잠깐 2-3분 눈을 감으시고 천천히 심호흡을 하신 뒤 시험에 합격하여 승진된 결과를 마음으로 상상하시고 그 신나는 기분을 현실인 양 느끼시면 됩니다. 그렇게 하시면 공부하신 내용도 잘 떠오르게 되는 경험도 하실 것입니다.'라고 말씀드렸지.

그 후 동문회에서 '그 방법이 큰 도움이 되었다'며 고맙다고 하셨어."

이어, 유군의 병을 완치하기 위해 복식호흡과 함께 상상을 이용하는 방법을 소개해 주었다.

"자네 마음에 병에 대한 불안이 생길 때면 복식호흡을 해 보게. 먼저 숨을 내쉬고 코로 아주 깊게 공기를 들이마신 뒤 약 5-10초간 숨을 참는 거야.

숨을 참고 있을 동안 아랫배에 힘을 가하는데, 그렇게 하면 마음이 진정되고 또 산소의 흡수율이 높아지면서 복부의 혈액들을 말초로 보내게 됨으로써 손발 끝세포들에게 산소를 풍부하게 공급하는 효과가 난다네. 금연이 소극적 호흡법이라면, 복식호흡은 적극적 호흡으로서 그 효과는 아주 크다네.

내 경우 몸 어디라도 아주 작은 이상이나 불편한 증상이 나타난다는 느낌이 있을 때면 그 즉시 복식호흡과 나은 모습을 상상하는 게 버릇이 되어 있지.

대부분의 증상은 거의 짧으면 5분, 길어야 10분 정도면 사라지는 경험을 하고 있다네. 한밤중 약이 없거나 병원에 갈 수 없을 때 먼저 해 볼 방법이라네.

유군, 어때? 오늘부터 담배를 끊고 대신 복식호흡을 실천해 보게. 잘할 수 있겠어?"

"네, 잘하겠습니다."

지난해 필자의 막내 여동생과 만났을 때 동생의 경험담을 들었다.

자기 남편이 업무로 외국에 나가 있던 어느 날, 밤중에 갑자기 신장 결석으로 인한 심한 복통이 일어났다고 한다. 그래서 스스로 복식호흡을 행하면서 손수 운전하여 병원을 갔다고 했다. 병원에서는 이런 상황에서 어떻게 운전을 할 수 있었냐고 놀라더라는 것이다.

그리고 새벽에 갑자기 가슴이 쓰리고 아픈 식도염이 찾아올 때에도 어김없이 복식호흡으로 다스린다고 했는데, 필자도 역류성식도염 증상이 있을 때면 복식호흡과 상상법으로 다스리곤 한다.

저녁에 신맛이 나는 과일이나 과식한 후 잠자게 되면 나타날 수 있는 증상인데, 준비된 약이 없을 경우엔 이 방법이 효과적이다. 만약 증상이 빨리 사라지지 않을 땐 물을 50cc가량 마시고 난 후에 하면 좀 더 빨리 효과가 나타난다.

수면 부족 습관

"유군, 잠은 몇 시쯤 자는가?"

"밤 12시나 늦으면 새벽 1시를 넘겨 잡니다."

"병을 고치는 잠은 저녁 9시야. 우린 누구나 잠을 자긴 하므로 잠이 그렇게 중요한 요소인 줄 모르고 살지만, 자네처럼 약으로도 잘 낫지 않는 병을 가진 사람에게는 잠 그 자체가 바로 양질의 약이 된다는 점을 알아야 하네.

몸 여기저기가 아프다가도 잠을 푹 자고 나면 거뜬하게 낫게 되던 경험은 누구나 하고 있지. 또 멀쩡한 사람도 며칠 잠을 설치고 나면 몸 여기저기가 아파지는 경험을 하게 되지 않는가."

그러면서 수면 부족으로 대상포진을 겪었던 필자의 경험담을 들려주었다.

"내가 약국을 개설한 지 몇 년이 지나 그림 그리기를 취미로 갖게 된 때가 있었어. 낮에 바빠 움직이다가 밤에 잠을 푹 자야 함에도 근 열흘 가까이 새벽 2-3시까지 그림 그리기에 열중한 거야.

다소 피로를 느끼게 되었을 때라도 취미를 미루고 제시간에 잠을 잤다면 아무 일 없었을 텐데, 그 뒤로 또 며칠을 무리한 거야. 그랬더니 하루는 옆구리 아래쪽에서 뭔가 따끔따끔 바늘로 찌르는 듯 통증이 느껴져서 보았더니, 작은 수포 같은 게 생겼지 뭐야?

연고를 발라도 소용없고 간헐적 통증과 수포가 늘어나게 되는 게 바이러스로 인한 대상포진이 온 거였지. 당시 대상포진은 노인성 질환으로 알려져 있었어.

대상포진은 몸속에 바이러스가 잠복해 있다 체력이 극히 저하되거나 면역 기능이 떨어질 때 발생하는 병인데, 당시엔 수면 부족이 노인 수준으로 면역력을 저하시키는 줄 몰랐던 거야.

최근엔 하룻밤 숙면으로도 군인세포인 항체가 배로 증식된다는 연구 보고가 있지. 그러니 잠이 부족하면 항체가 줄어들

건 뻔한 이치 아니겠는가."

그 당시만 해도 바이러스를 죽일 약이 없어 고치는 데 한 달 반이나 걸렸다는 이야기도 덧붙였다. 그리고 일찍 잠들 수 있는 방법에 대한 조언을 해 주었다.

"앞에서 우리 어머니께서 건강 식사를 두 달 실천하여 무사 마귀가 사라지더란 얘기를 했는데, 이는 장에서 양질의 항체를 생산한 덕분이지. 이런 식사를 하면서 숙면으로 양질의 항체를 증식시킨다면 자네도 아주 빠른 효과를 볼 것이라 난 믿네.

유군, 오늘부터 저녁 9시에 잠자리에 들어야 해. 할 수 있겠 지? 물론 처음엔 그 시간에 잠이 오지 않을 수도 있어. 하지만 인간은 습관의 동물이라 매일 하다 보면 버릇이 될 것이야.

잠자리에 들거든 머리에 떠오르는 생각이 있는지 확인해 보 게. 만약 이런저런 생각이 자기도 모르는 사이 떠오르게 되거 든 즉시 그 생각을 끊어 버리게. 그렇게 생각을 끊은 뒤 심호흡 만 천천히 되풀이하면 자연스런 생리반응에 따라 잠에 들게 된 다네.

내 경험에 의하면 잠에 쉽게 들도록 한다는 그 어떤 수단들 에 의존하는 것보다, 자리에 누운 즉시 생각을 끊고 심호흡을 하는 것이 가장 빠르더군.

잠을 유도한다는 음악 또는 빗소리가 나는 기기 등을 이용하게 될 경우, 자신의 의식이 그 소리에 가게 됨으로써 잠깐이나마 뇌가 각성되어 두리어 잠에 드는 시간이 지연될 수도 있지. 잠은 아무런 소리와 생각이 없는 상태에서 그냥 규칙적인 호흡만 반복되면 저절로 들기 마련이야."

그리고 유군의 부모님께도 숙면할 수 있는 환경을 만들어 주십사 요청드렸다. 병을 다스리는 환경을 조성하는 데 있어 가족의 응원과 참여도 매우 중요하기 때문이다.

"부모님께서도 아들이 잠자리에 드는 시간에 집 안에 있는 소리 나는 것들과 전등을 전부 꺼서 아들이 숙면할 수 있는 환경을 만들어 주도록 하세요."

마지막으로, 수면의 중요성에 대해 다시 한 번 더 언급했다.

"최근엔 수면 부족이 고혈압이나 당뇨를 악화시킨다거나 잠이 뇌 청소를 잘한다는 등의 연구 결과를 발표하지만, 어디 수면 부족이 혈압이나 당뇨에만 해를 끼칠까?

위와 간, 심장과 폐 등 모든 기관과 장기 조직 그리고 각 계와 신경세포에 나쁜 영향을 미치게 될 건 당연한 이치이지. 잠이 부족한데 콩팥이 좋다고 춤출까, 아니면 대장이 좋다고 할까? 잠이 부족하면 관절염이 호전될까, 견비통이 호전될까, 암이 잘 치료될까?

잠이 부족하면 모든 병과 환자들에게 해가 될 것이요, 충분히 자면 모든 질환자들에게 유익할 것은 당연한 이치야.

난 잠잘 때 공기가 조금 들어오도록 하는 버릇이 있는데, 숙면을 하고 난 뒤 아침 소변을 보면 가장 맑고 깨끗해진 것을 확인하면서 잠자는 동안 몸속 기관들과 내분비기관들 등의 합동 청소와 해독과 치유 작용을 확신한다네."

운동 부족 습관

"유군, 자네의 경우엔 걷기 운동을 하는 것이 어려울 수 있지. 하지만 손과 발, 팔다리를 움직이는 운동이나 몸통운동 등은 꼭 필요하다네. 그러다가 차차 나아지면 걷기도 해야 하지.

미국의 어느 스포츠 닥터가 한 말이 생각나는데 '병든 부분만 움직여 고치는 것보다 전신을 움직이면 부분 고치기가 쉽고 빠르다'는 거야. 이것은 나의 의견과 일치하지. 한 부분의 병을 고치려 하기보다는 몸 전체를 건강하게 만드는 편이 더 빠르고 효과적인 치료법이라네.

운동을 하면 심폐기능이 좋아진다고 하는데, 그럼 위나 간 그리고 콩팥이나 쓸개는 안 좋아지겠는가? 신경계, 혈관계, 면역 및 내분비계 등 좋아지지 않는 데가 없지."

덧붙여 운동의 효능과 치유 세포와의 관계에 대해 설명해 주었다. 치유 세포에 대해서는 앞서 '담배 피우는 습관'에서 설명한바 있다.

"운동은 육신만 건강하게 하는 것이 아니라 정신까지 건강하게 만든다는 점을 명심하게나. '아, 몸이 시원해진다'에서 '아, 기분 좋다'로 연결되는 법이라네.

인체 치유 세포들은 치유하는 에너지를 음식으로부터 공급받고 운동을 통해 치유하는 힘, 즉 파워를 얻게 된다는 점도 주목할 대목이야.

치유세포에게 산소가 중요하다고 했는데, 만약 몸이 아주 찬 사람들의 경우에 운동을 하지 않으면 말초에 분포된 치유세포들이 산소공급을 제대로 받을 수 없게 된다고 하네.

산소는 적혈구과 결합되어 전신으로 공급되는데, 몸이 아주 찬 경우엔 그 세포들에게 산소를 떼어 주지 못한다고 하지. 그러므로 운동을 통해 체온을 높일 필요가 있다네. 물론 식사도 체온을 올려 주지."

이어 과거 필자가 운동을 하지 않아 겪었던 병증에 대한 이야기를 참고삼아 들려주었다.

"유군, 이건 참고만 하게. 과거 내가 4년간 거의 운동을 하지 않아 견비통이 온 거야. 요통과 무릎통도 다소 느낄 정도였어.

약은 그때뿐, 낫질 않았지. 운전을 하는데 저쪽 차에 탄 사람이 손을 들어 인사를 하는데, 왼팔이 올라가야 답을 할 텐데 오른팔은 운전대를 잡고 있어서 결례되는 때가 많았어.

그러다 자네 집 부근 남산에 오르기로 맘먹고 꾸준하게 전신운동과 팔굽혀펴기를 두 달 계속하자, 그만 전부 다 낫게 되는 거야."

더불어 허리 통증으로 고생했다가 운동을 통해 완치한 후배의 이야기도 들려주었다.

"언젠가는 개인택시를 하는 후배가 찾아와 허리가 아파 주사도 약도 먹고 물리치료도 받았지만 낫질 않는다는 거야.

그래서 약간 경사도가 있는 야산을 타라고 했지. 그랬더니 그가 춘란이나 풍란 캐기 취미를 가진 사람과 몇 개월간 산을 탔다고 했지. 그 후엔 완전하게 나았다는 것이야.

운동이 이렇게 중요하다는 점을 명심하고, 가능한 한 욕심을 내 보게."

사실 모든 관절과 척추의 초기 통증은 주변 근육과 인대만

128

강화해도 아주 쉽게 낫는데, 이런 점을 사람들은 모르고 있다.

한편, 과체중인 사람들은 병과 상관없이 걷기를 최소 1시간에서 최대 2시간까지 할 것을 권해 드린다. 당뇨 환자는 앞의 식사법을 지켜야 하고, 식사 전엔 오래 걷지 않아야 한다.

스트레스 및
부정적 시고습관

"유군, 자네 병이 병원 치료에도 불구하고 차도가 없었을 때 크게 걱정되었지?"

"네. 저도 그렇지만, 부모님께서도 얼마나 마음이 아프셨을까요?"

"그렇다고 스스로 '내 병은 못 고치는 병이다.'라는 생각을 가져서는 안 되네. '난 반드시 낫는다.'라는 믿음을 갖는 것이 아주 중요하단다.

그런 마음을 갖고 열심히 고치려 하는데, 간혹 주변에서 위로한다고 하는 말들이 부정적인 경우가 더러 있지. 예컨대 '저런 병은 못 고친다던데…' 또는 '평생을 걷지 못하는 건 아닐까?' 또는 '잘 걷던 사람이 걷질 못하게 되었으니 큰 병인가 보네.' 하는 식의 말을 듣기라도 할 때면, 사람인지라 즉시 불안해지기 마련이지.

그렇지만 누가 무어라고 말하든 완치에 대한 자신의 믿음을 놓아선 안 되네. 자네 병을 고치는 데 있어서 식사와 호흡, 잠, 운동이 중요한 요소가 된다는 사실을 알게 되었을 것이네만, 이들 네 가지 요소를 합친 것보다 더 중요한 것이 바로 자신의 긍정적 생각이라네.

내 몸의 이상을 고치는 일에 관한한 난 80% 이상은 마음, 즉 생각에 있다고 확신한다네. 그러니 귀담아듣고 그대로 실천하길 바라네."

앞서 언급했던 식사와 담배 피우는 습관, 수면 부족과 운동 부족보다도 병증에 더 큰 악영향을 미치는 것이 바로 스트레스 및 부정적인 사고습관임을 설명하고, 긍정적인 생각을 갖기 위한 실행법을 알려 주었다.

"잠자리에 들어서나 아침에 잠에서 깨거든 단 2분이라도 자네가 완치된 모습을 상상하고 실제로 나은 기분을 실감나게 느끼는 훈련을 하는 거야.

낮에도 수시로 행하고, 만약 걱정되거나 부정적인 말이 들리기라도 할 때면 그 즉시 완치된 모습을 상상하고 완치된 기분을 느끼는 쪽으로 자네 의식을 돌려 버리는 습관을 만들어 버리는 거야.

자네 생각이 어떠하냐에 따라 병이 잘 낫기도 하고 악화되기도 한다는 걸 명심해야 하네."

곧이어 어떻게 생각이 병을 낫게도 하고 악화시키기도 하는지에 대한 이유를 실제 사례를 통해 설명해 주었다.

"1988년경의 일이야. 저녁 식사를 하고 있는데 한 친구가 와서 어제 한 후배와 크게 다툰 이야기를 하는 거야.

다툼을 생각하게 되는 즉시 얼굴이 상기되고 가슴이 심하게 뛰면서 손이 약하게 떨리더니 밥맛이 뚝 떨어지고 말았지.

그런데 그 친구는 그 후배가 잘못을 사과하는 의미로 내일 점심약속을 잡으라고 부탁해서 왔다는 것이 아닌가?

사과란 말에 용서하고픈 맘이 들더니, 금방 상기된 얼굴과 마구 뛰던 심장이 진정되고 손 떨림도 사라지더니 다시 밥맛이 돌아오게 되더구나."

긍정적 생각에 따른 인체 자연치유력의 효과가 얼마나 큰지에 대한 설명을 덧붙였다.

"다툼이란 말에 인체는 순간적으로 내 몸에 해가 되는 네 가지 변화를 일으킨 것이지. 아직 의학적으로 그 네 가지 나쁜 변화를 일으키게 한 물질이 무엇인지 밝힐 수준은 아니지만, 인체는 생각에 따라 내분비계 등의 세포들에 영향을 일으킨 건 분명한 사실이지.

그러다 생각이 용서로 바뀌게 되는 순간, 네 가지 증상을 다고쳐 버리는 변화가 일어난 것인데 이처럼 긍정적 생각은 몸에서 치유할 천연의 약을 만든 것이야.

이렇듯 부정적인 생각이든 긍정적인 생각이든 자신의 생각은 한순간에 그 생각과 연관되는 조직의 신경과 세포들로 하여금 강력한 반응을 일으키도록 작용하게 한다는 점을 꼭 기억해야 해.

만약 그 당시의 증상들, 즉 얼굴이 상기되고 심장이 빠르게 뛰고 손이 떨리며 식욕이 저하되던 증상에 대해 약을 써서 고치려 했다면 적어도 네 가지 약을 먹어야 했을 것이며, 효과를 보는 데도 많은 시간이 걸리게 되었을 것이야.

그런 나쁜 증상들을 긍정적 생각은 한순간에 해결해 버린 것이지. 이처럼 긍정적 생각에 따른 인체 자연치유력은 빠르고 강력하게 발휘된다네."

이번에는 병이 없는 사람이 부정적 생각으로 몸을 크게 상하게 한 사례도 들려주었다.

"약 십 수년 전으로 기억되네. 고성교육청에 근무하시던 기사님의 부인 이야기라네.

아이들이 몇 명 되어 자주 약국을 찾곤 했는데, 근 20일 이상 보이지 않는 거야. 그러다 어느 날 오셨는데 몸이 많이 수척해졌고 근심 어린 표정이 역력해서 물어봤지.

'어디 많이 편찮으셨나 보네요.' 그러자 암에 걸렸다는 게 아니겠어? 놀란 나는 검사를 받은 후 나온 병명인지 물었어.

그 부인은 자궁 출혈이 있어 마산의 한 산부인과를 찾았는데, 의사 선생님이 출혈의 원인으로 염증이나 호르몬 부조화나 암 또는 다른 원인일 수 있다고 한 말을 자기 자신이 '암이구나' 하고 받아들인 거야.

집에 와서 밤낮으로 '난 암으로 죽는 건가?' 하는 걱정을 하게 되자 식욕이 떨어지고 잠도 오지 않고 밖에 나가 활동하기도 싫어진 거지. 그렇게 20일이 지나자 체중이 15kg이나 줄게 되고 보니, 마치 중환자 같은 모습으로 변화되었지.

그 말을 듣고 내가 좀 꾸중을 했지. '세상에 정밀검사도 받지 않고 어찌 자기 맘대로 병을 만들 생각만 했네요. 당장 큰 병원에 가서서 검사받으세요.'

검사 결과 암이 아니라고 나왔고, 그 후 한 달 만에 몸무게가 12kg이나 회복되면서 건강을 되찾게 되었다네.

일반적으로 암 환자의 경우 한 달에 5-8kg의 체중이 빠지는 것으로 아는데, 이분처럼 부정적인 생각이 극단에 이르게 되면 실제 암 환자보다 더 많은 체중 감량을 일으키게 될 수도 있지. 이분의 경우, 자신의 부정적 생각은 자기 인체로 하여금 병을 만들어 낼 독약을 생산하라는 명령을 내린 셈이지.

유군, 자네 생각을 부정적으로 가져선 안 될 것임을 알았는가?

"네, 잘 알겠습니다."

"유군, 내가 고등학교 3학년이던 때 봄에 늑막염에 걸려 주사와 약을 써서 고쳤는데 가을에 재발되더군.

그런데 가을에는 약을 쓰지 않고 나을 수 있었는데, 그때 난 아들의 병을 걱정하시던 부모님을 안심시키기 위해서라도 꼭 나아야 한다는 마음으로 간절한 기도를 했지.

나의 긍정적 생각을 나을 때까지 이어 간 덕분에 고칠 수 있었던 거야. 하지만 그 당시에는 낫게 된 것이 나의 간절한 기도 덕분인지 알지 못했지. 이 공부를 하고 나서야 그 이유를 알게 되었다네.

1983년 내 친구 부인의 4년 된 불임을 고친 것도 긍정적 생각의 덕분이며, 1982년 자네처럼 병원에서 고칠 수 없다던 후배의 간경변증이 완치된 것도 긍정적 생각의 덕분이라고 난 확신하고 있다네.

이와 같은 긍정적 생각이 만들어 내는 천연치유 약과 제약공장에서 만들어 내는 약의 차이는 하늘과 땅만큼 난다고 해도 과장되지 않을 거야. 제약공장에서 만든 약은 반드시 부작용이 따르지만, 생각이 만든 약은 전혀 부작용이 없지. 아무리 많은 양을 만들어 이용하다고 해도 약으로 인한 해를 전혀 입지 않게 된다네."

그리고 병원에서 받는 치료와 스스로 하는 원인 치료의 차이점을 설명하며, 원인 치료의 장점을 일러 주었다.

"병원에서 치료를 받게 될 경우엔 일정 기간마다 반드시 필요한 검사를 받아야 하지만, 이 방법은 치료 중간에 어떤 검사도 받을 필요가 없다네. 이 방법을 실천하게 되면 실천하는 동안 인체는 계속 치유 작용을 일으키기 때문이지.

기존 환자들 대부분은 예전처럼 스트레스와 싸우고 나쁜 식습관과 운동 부족인 상태로 치료를 받게 되는데, 이는 곧 병의 원인을 계속 제공함으로써 병을 악화시키는 셈이 아닌가.

그러면 병이 호전되는지 악화되는지 알기 어려워 주기적인 검사가 필요해지기 마련이지만, 자네가 오늘부터 실천하게 될 이 다섯 가지 요소는 건강을 찾고 인체 자연치유력을 되살리는 처방이라 실천 당일부터 인체는 치유 반응을 일으키게 되므로 검사 자체가 불필요하다는 거야. 호전되는 걸 알고 있는데, 구태여 검사를 받을 필요가 있겠나 하는 뜻이지.

약 10년 전 중앙일보에 이런 내용의 기사가 실려 있었네. 암 수술 후 10년 이상 생존하는 사람들에 관한 것인데, 그들은 오래 살게 된 이유를 자신들의 긍정적인 생각에 있다고 했지.

유군, 이제 완치될 것이란 긍정적 생각으로 생활할 각오가 되었는가?"

"네."

필자의 친구와 간경변증 후배와 이 청년은 원인을 고치는 실천을 함으로써 몸에서 치유로의 진행이 이루어진다는 것을 알기에, 별다른 검사 없이 다 나을 수 있었다. 청년과 상담을 끝내고 헌 자기증상 완화를 위한 약을 처방해 주면서 당부했다.

"그리고 부모님께서도 하셔야 할 일이 있습니다. 아들이 병원 치료로 낫지 않는 바람에 몹시 불안하셨을 테지만, 이 시간 이후로는 생각을 긍정적으로 돌리는 실천을 하셔야 합니다.

부부나 부모와 자식 간엔 마음 전달이 가장 잘된답니다. 따라서 걱정이든 안심이든 부모님의 생각은 바로 자식에게로 전해져 영향을 미치게 된다는 점을 명심하셔야 합니다.

마음, 즉 생각은 시간과 공간을 초월해서 사람과 사람끼리 사람과 동물 간에 또 사람과 식물 간에 텔레파시로 통한다는 점은 우리가 살아오면서 무수히 경험으로 확인하고 있지 않습니까. 실제로 그런 효과가 일어나지 않는다면 어떤 부모가 자식을 위해 기도하겠습니까?"

그러면서 지나친 걱정과 불안감이 가족에게 그대로 전해져 나쁜 영향을 끼치게 된 사례를 들려주었다.

"1985년이 지난 어느 해, 하루는 약을 조제하러 오신 아주머니께서 자꾸 약국 밖에 나가 누굴 기다리는 것 같아 보여 물었더니 초등학생 아이가 수업을 마치고 올 시간이 조금 지났는데 보이지 않아 걱정이 많이 되어 그런다는 겁니다.

제가 말하기를, 걱정을 지나치게 하는 건 자신과 아이들에게 나쁜 영향을 끼칠 수 있으므로 생각을 긍정적으로 바꾸는 습관을 가지라고 조언했지요. 그런데 그런 줄 알면서도 그게 쉽게 잘 안 된다는 겁니다.

그 후 몇 해가 지나 우연히 길에서 그분을 만나 요즘 근황을 물었더니, 얼마 전에 남편이 교통사고로 세상을 떠났다는 말에 너무 가슴이 아팠습니다."

이와는 반대로, 간절한 기도로 가족의 생명을 살린 사례도 설명했다.

"1985년 9월 19일자 중앙지 해외 토픽에 실린 내용입니다. 이태리에서 7개월 만에 출산한 아기를 인큐베이터에서 양육하다 곧 심장이 멎어 의사로부터 사망 진단이 내려져 시체실에 보냈는데, 아기 아버지가 간절한 기도를 드린 덕분인지 3일 만에 깨어났다고 합니다.

이에 대해 의사는 '유구무언', 즉 의학적으로 이유를 설명할 수 없다고 말했습니다.

누가 와서 아드님의 병을 걱정한다 하더라도 부모님의 마음에 완치된 모습만 생각하시고 상상하신다면 그 효과가 전달될 것이란 점, 믿으시기 바랍니다."

국민 여배우 김혜자 님이 과거 텔레비전에서 자신의 금연 경험을 얘기한 적이 있다. 오랜 기간 피우던 담배를 끊을 수 있게 되었는데, 그 이유가 미국 딸의 간절한 금연 기도 덕분임을 알게 되었다고 했다. 이는 딸의 기도가 시공을 초월하여 엄마에게 전해졌다는 증거다.

간절한 마음으로 기도하면 반드시 그 효과가 나타나지만, 수많은 사람들은 개개인의 일에 관한한 어떤 바라던 좋은 결과가 일어나면 그저 '운'이나 '우연의 일치'로 치부해 버린다.

"부모님과 유군도 사람인지라 병에 대한 걱정이나 불안한 마음이 간혹 들게 될 것입니다만, 그럴 때 즉각 완치된 모습을 상상하고 완치된 신나는 기분을 느끼는 쪽으로 생각을 돌려 버리세요. 그것을 '스트레스' 승화라고 합니다."

이어, 유군에게 마지막으로 당부의 말을 전했다.

"그리고 유군, 이젠 스스로 원인을 고치면 치료 주체인 자신의 인체 자연치유력이 되살아나 병을 물리칠 수 있다는 사실을 알았으므로 원인 고치는 처방을 열심히 실천하게나.

약이 자네 병을 고칠 수 있다면 이미 병원에 입원했을 때 나았을 것 아닌가. 당장 이 시간부로 실천하기로 약속하자."

"네, 잘 알겠습니다."

그렇게 청년과 헤어진 뒤 28일이 지난 어느 날, 누군가가 구두 소리를 크게 내고 시끄럽게 약국 복도를 걷기에 소리 나는쪽을 쳐다보았다가 너무 놀라게 되었다.

바로 그 청년이 무릎을 펴고 씩씩하게 걸어오는 것이 아닌가. 청년은 들어오더니 대뜸 "아저씨, 저 이제 다 나았으니 소고기 먹어도 되지요?" 하는 것이다.

"유군, 정말 기쁘구나. 축하한다. 그러나 소고기는 좀 더 있다가 재발 없이 건강하게 활동하게 되거든 먹자. 좀 참기로 하자."

"네, 알겠습니다."

소고기가 그 병의 한 요인이 될 수 있다는 연구 결과와 그로 인한 장 내 나쁜 환경이 우려되어 당분간 참으라고 했다. 그리고 다시 재발되지 않도록 원인을 제공하지 말기를 당부했다.

하루는 유군 집 근처에 사시는 어른께서 길에서 만난 필자더러 "황군! 자네 명의로구먼. 의사가 몇 달 걸려도 못 고친 병을 한 달 만에 고쳤으니 말이야." 하시는 것이었다.

"별말씀을요, 그 병의 원인은 약이나 병원에서 고칠 수 없고 오직 환자만 고칠 수 있기에 저는 유군에게 원인 고치는 처방만 지도했을 뿐이랍니다."

"어쨌든 자네 덕분 아닌가."

강직성척추염을 비롯한 여러 가지 자가면역질환에 걸린 환자들을 가운데 이 청년처럼 예전 건강할 때는 괜찮다가 나쁜 생활습관으로 인해 병이 발생한 사람들이 꽤 있을 것이다.

이런 환자들 거의 대부분은 병의 근본 원인이 자신들의 나쁜 생활습관에 있음을 모를 수 있는데, 이 기회에 알게 되기를 바란다.

만약 자신의 병이 나쁜 생활습관 때문에 온 것이 아니라고 할지라도 어차피 치료는 약에 의존할 수밖에 없을 것이다.

그렇다면 약에만 의존하는 것보다 치료 주체인 인체 자연치유력을 되살리는 것이 더 나은 효과를 얻을 수 있으므로, 자신의 생각을 밝고 긍정적으로 가지는 태도는 꼭 필요할 것이다.

필자가 이 시점에서 모든 건강인과 작고 큰 병을 지닌 환자들에게 당부드리고 싶은 내용이 있다. 사실 모든 생활습관병 환자들이 이 청년이 했던 그대로 다섯 가지 원인 요소를 고치려는 실천만 한다면, 당연히 모두가 재발되지 않고 완치될 것이다.

이와 같은 원인 고치는 실천을 하는 일을 건강한 사람들에게 평소 행하라고 한다면 분명 그들은 이것을 고문으로 여기게 될 것이다. 그런 사람들 가운데 만약 실천하는 사람이 나온다면 그 사람은 평생 암이나 간경변증, 치매, 뇌졸중 또는 심장마비와 같은 무서운 병에서 자유로울 것이다. 즉, 예방이 가능해질 것이다.

예방이 목표라면 이 청년이 했던 절반의 실천으로도 가능하지만, 아마도 그것을 행하려는 생각을 하는 사람은 없을 것이다.

이 같은 원인 고치기를 초기 당뇨 환자들이나 고혈압 환자들에게 권장한다고 해도 그들 가운데 과연 몇 사람이나 실천할까? 아마 채 0.1%도 실천하지 않을 것이다.

그들은 자신들이 당뇨나 고혈압에 걸렸다 하더라도 여전히 몸은 건강하다고 믿는다. 그 병으로 인한 초기 증상 정도는 몇 년이 지난다 해도 자신의 몸에 크게 나쁜 영향을 미치지 않는다는 것을 느껴 알기 때문이다.

심지어 병원에서 나오게 되는 처방의 약 종류가 두 개에서 세 개 내지 네댓 개로 늘어나도 자신의 몸에서 큰 이상을 느끼기 전엔 원인을 고치려는 수고를 하지 않으려고 한다.

그러다 크고 작은 합병증이 오거나 다른 난치병, 예컨대 신장투석이나 암, 뇌졸중 등이 찾아오게 되는 시점, 즉 발등에 불이 떨어지게 될 때가 되어서야 원인을 고치지 않은 것을 후회하게 된다.

적어도 평소 복용하던 약이 한두 개에서 네댓 개로 늘어나게 되는 시점이 원인을 고쳐야 할 때임을 초기 생활습관병 환자들이 깨닫게 되길 바라는 바이다.

생각이 만드는
천연치유 약

　생활습관병이 재발되지 않도록 고치려면 나쁜 생활습관 다
섯 가지 요소를 건강한 방식으로 실천해야 한다는 건 다 알고
있지만, 이들 요소 가운데 몸에서 병을 치유하는 약을 만드는
역할은 오직 긍정적 생각만이 할 수 있다.

　밝고 긍정적인 생각이 몸에서 천연치유물질(성분)을 만들어
분비시켜 병을 직접 고치는 역할을 하므로 이것을 필자는 '천
연치유 약'이라고 표현한다.

　인체가 만들어 내는 천연치유 약의 중요성을 강조하기 위해
따로 항목을 배정하여 설명드리려는 것이다.

　인체가 만들어 내는 천연치유 약은 제약공장에서 만드는 약
과 달리 몸에 전혀 부작용이 없고 그 치유 효과는 가히 기적에

가까울 만큼 우수하다.

하지만 자신의 생각이 어둡고 부정적일 땐 인체를 해치는 독약도 만들어 낸다. 앞에서 소개되었던 자궁출혈을 암으로 생각한 그 부인의 경우를 보라.

스스로 '내가 암인가 보다'라는 부정적인 생각을 하게 되자 그의 몸에서는 진짜 암 환자에게서 나타나는 평균적 체중 감량보다 더 많은 체중을 내리게 한 것이 바로 그 증거다. 이와 같은 변화가 바로 생각에 따른 인체의 작용이다.

필자는 치료약이 있건 없건 상관없이 몸에 작은 이상이라도 느껴질 때면 즉시 천연치유 약을 만들어 사용하는데, 그 효과는 늘 기대 이상이다.

일반 약을 사용하지 않고 긍정적인 생각만 하는 것으로 치유 효과가 일어난다는 것이 사실임을 말하는 증거도 있다. 관절통증에 첨부하는 ㅈㅇㅇ파프란 약에 대한 시험 결과이다.

약제	현저한 개선	중등도 개선	약간 개선	불변	악화
ㅈㅇㅇ파프	38명	42명	23명	12명	1명
플라시보	18명	31명	35명	25명	3명

위의 표에서 '플라시보'란 약 성분이 전혀 들어 있지 않은 것, 즉 위약(가짜 약)을 말하는데 이것을 진짜 약품과 같은 모양으로 만들어 진짜 약과 비교하여 효과를 알아보기 위해 시험한 것이다.

우리의 과학적 상식에 의하면 약 성분이 전혀 들어 있지 않으면 약효가 전혀 나타나지 않아야 마땅한데, '플라시보'를 쓴 사람들에게서도 진짜 약을 쓴 것과 비슷한 효과가 나타났다는 사실을 알 수 있다.

약 성분이라곤 전혀 없는 위약이 진짜 약을 사용하여 효과가 일어난 것과 같이 환자를 치료할 수 있었다면 분명 치료 효과를 일으키게 한 요인이 있을 것인데, 그게 바로 '생각'이다.

위약을 진짜 약으로 받아들인 환자의 마음에 '이것을 쓰면 효과가 있을 것이다'라는 긍정적인 생각을 한 때문이다.

퍽 재미있는 결과는 진짜 약을 써서 약간 개선된 사람이 23명인 데 반해 위약을 쓴 사람들 중 현저한 개선을 보인 숫자가 18명, 중등도 개선을 보인 사람이 31명이 나왔다는 점이다.

약을 사용하지 않은 사람에게서 진짜 약을 사용해서 약간 개선된 것보다 더 좋은 효과가 일어났다는 사실이다. 이와 같은 결과는 긍정적 생각을 갖게 되면 자신들의 몸에서 천연치유 약을 만들어 낸다는 증거가 된다.

전 세계 제약회사들은 위장병, 간장약, 고혈압, 당뇨, 암 등의 치료약들을 개발할 때마다 이렇게 위약을 이용한 비교 시험을 하는데, 항상 위약에 의한 효과는 반드시 일어난다.

다만 각각의 병 및 증상에 사용한 위약이 치료 효과를 니티 내긴 해도 그런 효과를 나타내게 하는 천연물질의 성분이 무엇인지 아직 의학이 다 밝히지 못할 뿐이다.

하지만 2000년에 시작된 선진국들의 뇌 과학 연구가 앞으로 더 진전되는 시점이 오면 그 각각의 성분이 밝혀질 것이라 믿는다. 웃으면 인체에서 엔도르핀이란 물질을 분비하고 화를 낼 땐 아드레날린이란 물질이 만들어져 분비된다는 것을 알게 된 것처럼 말이다.

필자는 이렇게 생각한다.

고등학교 3학년 때 늑막염이 온 원인은 지나친 운동과 영양 부실에 있었던 건 맞다. 병을 고치려 할 땐 원인 고치기와 함께 긍정적 생각을 하게 된 것이 더 빠르고 큰 효과를 가져왔음을 지금에 와서야 확실하게 알게 되었다.

즉, 긍정적 생각을 가지면 내 몸에서 그 생각과 연관되는 천연치유물질(성분)을 만들어 분비한다는 점이다. 현재 의학 수준으로는 늑막염을 고친 그 천연치유물질의 성분이 무엇인지 규명하지 못하고 있다.

당뇨와 고혈압, 비만의 경우에도 주된 원인은 과식과 운동 부족에 있다. 그러나 치료할 땐 그 원인만 고치기보다 원인을 고치면서 생각을 긍정적으로 가지게 될 때 효과가 더 빨리 나타날 수 있는데, 이는 몸에서 만드는 천연치유물질 덕분이라 확신한다.

1970년대 필자의 만성맹장염과 입술포진의 경우, 내가 했던 것은 오직 완치된 상상을 한 것뿐인데 깨끗하게 나은 것이다. 이는 나의 생각에 따라 반응하여 생산한 천연치유 약 덕분이다.

그리고 친구 부인의 불임 역시 부부가 원인을 고치는 생활을 했던 것도 있지만, 임신을 가능하게 한 핵심은 긍정적 생각에 있었음을 부정할 수 없다.

부부의 그러한 생각에 따라 반응하여 임신을 가능하게 한 천연치유물질의 성분 역시 알지 못하지만, 분명한 것은 그것이 곧 천연치유 약으로 작용한 결과다.

후배의 간경변증과 강직성척추염을 고친 데에도 가장 큰 역할을 한 것은 긍정적 생각에 따라 만들어진 그들의 천연치유물질, 즉 천연치유 약이었다고 봐야 할 것이다.

필자가 후배와 다툰 생각을 하게 되는 즉시 몸에서 해로운 천연물질이 만들어져 나쁜 증상이 일어났지만, 그 생각이 용서로 바뀌자 즉시 몸은 천연치유물질(성분)을 만들어 나쁜 증상들을 고친 것이다.

우리는 간혹 스트레스를 받을 때 먹은 음식이 체하던 경험을 하곤 하는데, 이 역시 스트레스가 만든 해로운 천연물질이 위에서 분비되어 소화기관의 기능이 저하되기 때문이다.

다시 강조한다. 원인이 스트레스에 있지 않은 병일 경우에도 고칠 때 긍정적인 생각을 하게 됨으로써 몸에서 천연치유물질(성분)이 만들어지도록 하면 훨씬 좋은 효과를 얻을 수 있다.

결국 우리 몸은 자신이 생각하는 것이면 모두 다 만들어 내는 위대하고 훌륭한 천연 제약공장으로 볼 수 있다.

이런 재미난 사례도 있다. 약 20년 가까이 지난 때로 기억된다.

어느 여름날 저녁, 필자가 방바닥에 앉아 글을 쓰고 있는데 땀으로 인해 팬티가 엉덩이에 달라붙는 것이었다. 팬티를 떼려고 엉덩이 한쪽을 약간 들어 올리는 자세가 무의식중에 나온 것이다.

이 모습을 본 아내가 이렇게 말했다.

"방귀를 소리 나게 뀌면 냄새가 덜 날 텐데 소리 없이 뀌니 냄새가 아주 독한데요?"

"난 방귀를 안 뀌었는데? 엉덩이에 붙은 팬티를 떼려고 그랬던 거야."

"그래요? 분명 내 코에서 냄새가 났어요. 나도 거짓말할 이유는 없으니까요."

그 순간, 이유를 알아차렸다. 필자의 그러한 자세가 방귀 뀔 때의 자세라고 아내가 생각하게 되자, 아내의 몸에서는 방귀 냄새와 비슷한 성분을 가진 천연물질(성분)을 만들어 낸다는 사실을 말이다.

나이 서른 즈음 되었던가 보다.

친구 두 명과 골목을 걷는데 우리 앞을 장미꽃 다발을 안고 지나가는 여자가 있었다.

스쳐 지난 후 친구 하나가 "야, 장미 향 참 좋구나!"라고 말하자 다른 친구가 "저거 조화야, 진짜 장미가 아니란 말이야."라고 답했다. 필자도 냄새를 맡지 못했다.

"그럼 확인해 보자."

셋이서 되돌아가 물었더니, 그 여자분이 "이거 조화입니다."라는 것이다.

그 친구가 장미라고 생각하자 그의 몸에서는 장미향을 맡을 수 있도록 인체 반응을 일으킨 것인데, 즉 몸에서 장미향과 같은 천연물질(성분)을 만든 결과이다.

국어학자 이숭녕 박사께서 이 같은 현상을 가리켜 '언어의 창화력'이라고 했다.

이 박사님은 생각에 따른 인체의 작용기전에 관한 연구를 하시는 의학자가 아니시기에 그렇게 말씀하셨을 것이라 생각한다.

그렇다. 사람의 몸은 자신이 방귀 뀐 것으로 생각하면 방귀 냄새와 같은 성분의 천연물질을, 또 종이로 만든 장미꽃을 진짜로 생각하면 장미향과 같은 성분의 천연물질을 만들게 된다는 중요한 사실을 알게 되었다.

또 있다. 약 20년 전의 일이다.

고성읍에 있는 남산을 거의 날마다 오르던 어느 날, 같이 동행하는 두 부인끼리 하는 말을 들었다.

언니뻘 되는 분의 말인즉, "동생, 우리 이삿날을 보름 후로 잡았어. 그런데 이삿날을 생각하니 몸 여기저기가 아파져. 아직 이삿짐도 꾸리지 않았는데 말이야."

그러자 동생이 답하기를, "언니야, 나도 예전에 그렇던데 아마 이사할 걱정을 한 때문인가 싶어."

필자가 거들었다. "우리가 앞으로 있을 일에 대한 걱정을 지금 하게 되면 우리 몸은 지금 당장 그 생각이 주인의 명령인 줄 알고 해로운 반응을 일으키는 작용을 한답니다. 미래에 할 일이라도 그 일에 대한 걱정을 언제 하느냐에 따라 몸이 반응하고 변화를 일으키므로 지금 미리 걱정하는 것은 어리석다 할 것입니다."

그러면서 아내의 예를 들어 설명했다. "과거 내 아내도 이번 달 중순에 제삿날이 들어 있으면 1일부터 머리가 아파지고 몸이 아파진다는 말을 한 적이 있어요. 그런 걱정 역시 자신이 미리 하게 되자 걱정하는 그 순간 당장 몸에서 몸을 해치는 천연물질을 만들어 몸을 아프게 하는 것이랍니다."

그러나 막상 제삿날에는 아프단 말 없이 동서와 웃으면서 일을 아주 잘 해내는데 이유는 생각, 즉 의식이 걱정하는 것에 가지 않고 일하는 데 집중되기 때문이다.

요즘 각 가정의 며느리들에게 찾아오는 명절증후군이란 것도 제수 장만에 대한 걱정을 미리 하게 됨으로써 그들 몸에서 몸을 아프게 하는 천연물질을 만들게 한 때문이다.

1981-2년으로 기억된다.

진주 수정초등학교에서 선생님들에게 생각과 건강에 관한 강연을 1시간 반 동안 한 적이 있다.

강연이 끝나고 교장실에 앉아 차를 마시는데, 교장 선생님께서 이런 말씀을 하셨다.

"약사님, 제가 몇 개월 전부터 몸 여기저기가 아파져 걱정을 많이 하게 되었는데 오늘 강연을 듣고 원인이 제 자신에게 있음을 알게 되었습니다."

내년이면 정년퇴직을 하게 되는데, 퇴직한다는 것을 곧 인생이 끝나는 것이라 생각하여 그런 부정적 생각이 몸에 나쁜 반응을 일으켜 건강을 해치게 된 것임을 모르고 있다가, 오늘 그 원인을 알게 되었다는 것이다.

그러시면서 강연 중에 생각을 바꾸어야겠다고 마음먹고 퇴임 후 자신의 취미를 찾아 즐겁게 생활하게 될 것을 상상하고 그 신나는 기분을 느끼는 실천을 잠깐 했음에도 아픈 증상들이 금방 사라져 버리는 느낌이라며, 아주 밝은 표정을 지어 보이셨다.

이렇게 위대한 능력을 가진 인간의 몸을 가지고 있으면서 자신에게 유익한 쪽으로 이용하지 못한다면 얼마나 억울한 일이겠는가? 우리의 생각이 만든 천연치유 약은 자신뿐만 아니라 가족이나 다른 사람에게도 이용 가능하다는 점을 알아 두길 바란다.

1980년대 중반으로 기억된다.

약국 맞은편 신발 가게를 운영하시는 아주머님께서 초등학생인 아들을 데리고 오셨다. 아들이 학교에 가서 오전에 딸꾹질을 하게 되었는데, 수업이 끝난 지금까지 그치지 않는다는 것이다.

그 아이를 가슴으로 안고 마음속으로 나은 모습을 상상하고 나은 기분을 느끼면서 "사랑해, 나아서 고마워."라고 되뇌길 몇 번 하자 약 2분이 지나 멈추는 것이다.

"약사님, 어디를 누른 겁니까? 다음에라도 써먹으렵니다."

"그냥 아이를 안고 딸꾹질이 멈춘 것을 상상하시면서 나은 기분을 느끼시면 됩니다. 그리고 사랑한다고 마음으로 말하세요."

"그것 참 신기하네요."

과거 '엄마 손은 약손'이라며 배앓이하는 아이의 배를 만지면 낫게 되는 것과 같은 이치다. 필자의 아이들과 조카들이 이따금 딸꾹질할 때면 이렇게 해서 효과가 있었고, 서울 친구 집에서 친구 아이가 밤중 두통이 난다고 했을 때도 이렇게 해서 낫게 한 적이 있다.

부부와 부모 자식 간에 이와 같은 사랑의 마음은 아주 잘 전해지는 법이다. 타인이라도 진심을 담은 기도는 상대에게 전해지게 되고, 치료의 경우 피시술자의 마음에 의심이 없으면 더 잘 전해진다. 그래서 어른들에 비해 순수한 마음을 지닌 어린 아이들에게 더 빠른 효과가 나타나는 것이다.

필자의 딸에 관한 얘기다.

1978년, 필자의 아들이 태어난 해이기 때문에 정확히 기억한다. 아이가 뭘 먹었는지 밤새 열이 심하게 났다.

의사나 약사도 자기 식구가 아플 때면 평정심을 갖기 어려워진다. 마음에 불안을 느끼면 효과 있는 처방이 잘 떠오르지 않는다.

아침이 되어도 여전히 열이 나기에 그리고 마침 당일이 장날이라 마산 소재 처제가 있는 의원을 보냈다. 갈 땐 할아버지 차를 탄다는 생각에 즐거웠던지 "아빠, 다녀오겠습니다." 했다.

그런데 며칠째 검사만 한다는 것이다.

'내가 잘못했구나.'

아이를 보살피던 어머니께서 5일째 온갖 검사를 받느라 아이가 혼자 앉지도 못하게 되었다며 걱정이 태산이시다. 담당 선생님과 통화를 했는데, 뇌막염 같기도 하고 결핵으로 의심되기도 한다는 말을 하는 것이다.

그래서 어머니에게 아이를 당장 데리고 오라고 말씀드렸다. 아이들의 경우, 큰 병이 아니라면 2-3일 지나 절로 낫게 되는 이치를 알면서 의원으로 보낸 자신을 탓했다.

아이가 왔는데 전신이 풍선처럼 부어 눈이 보이질 않았다. 그 모습을 보자, 눈물이 쏟아지는 것이다. 그때 마침 이웃에 사시는 모친이 그 모습을 보고 조심스레 필자에게 말씀하셨다.

"약사야, 내 말 좀 들어 보게. 통영 가면 아이들을 약 먹이지 않고 기도로 잘 고치는 선생님이 계시는데, 내가 내 눈으로 아이들을 고치는 걸 직접 보았네. 지금 바로 거길 갔으면 싶네."

평소 그런 쪽에 관심이 있었기에 어머니와 아이를 보냈다. 밤이 되자 아이는 계속 오줌을 누게 되더니, 다음 날 아침엔 눈이 보였고 전체적으로 붓기가 상당히 빠져 있었다. 그 선생님의 정성이 치유의 힘으로 작용한다는 것을 알게 되었고, 약 일주일 만에 낫게 되었다.

우리 아이가 나은 뒤, 한 천식에 걸린 3살배기 아기를 데리고 오신 분에게 그곳을 가르쳐 드렸는데, 불과 세 번 갔다 온 후로 나았다고 한다.

순수하고 사랑의 마음을 가진 선생님(의사, 약사, 도사 등)에게서 나오는 치유 능력과 그것이 다른 사람에게 전달된다는 사실을 확인하는 계기가 되었다.

암 환자가 계시는 가정의 가족들의 경우에도 남을 기도나 기원으로 고쳐 주는 이분처럼 순수한 사랑을 담아 환자를 보살펴 주시길 당부드린다.

가족들의 사랑을 느끼게 되는 환자의 생각도 밝고 긍정적으로 바뀌게 됨으로써 놀라운 효과를 얻게 될 것이다. 필자가 긍정적 생각이 병을 고치는 비중을 80% 이상으로 여기는 이유가 바로 이런 이치가 있음을 알았기 때문이다.

사실 건강 식사법이나 심호흡, 일찍 잠드는 습관, 적절한 운동과 같은 습관을 꾸준히 지속하기란 무척 어렵다. 그래서 나 자신이 느끼기에 몸이 좋지 않다 싶을 땐 열심히 실천했다가도 다소 몸 상태가 좋아지면 약간 소홀해지는 것이었다.

하지만 이럴 때에도 내 병이 완치된 모습을 상상하고 그 기분을 느끼는 훈련만큼은 항상 행하는 습관이었다. 또 잠자기 전 자신이 나은 모습을 상상했다.

이는 자신의 뇌에 설계도면을 건네는 것과 같은 효과를 얻기 위함이다. 막연히 나을 것이란 생각만 하는 것보다 완치된 그림을 제시하는 것이 인체 모든 신경과 세포들로 하여금 설계도

면에 맞도록 작동하라는 명령을 내리는 것과 같다.

2000년 대 초, 서울의 모 의사 선생님으로부터 전화가 왔다. 필자가 중앙일보에 약 쓰지 않고 난치병을 고치는 다섯 가지 방법에 관한 내용을 광고했는데, 그것을 보고 전화하신 것이다.

"약사님, 의사에게서 걸려온 전화는 제가 처음이지요?"

"네, 그렇습니다."

"의사라고 전부가 약 없이 병 고치는 법을 아는 건 아니지만, 자존심 때문에 약사에게 문의할 생각을 않는답니다. 하지만 저는 자세한 내용을 알고 싶어요."

약 30분가량 요점만 말씀드렸더니 '잠과 생각이 병을 고치는 데 큰 역할을 하게 된다는 것을 알게 되어 고맙다'고 하셨다. 나중에 선생님의 성함과 의원이 소재한 구를 말씀하셨는데, 조 선생님이셨고 서대문구에 의원이 있다고 하셨다.

우리 몸에는 단 1초도 자신이 생각하는 대로의 반응과 변화를 일으키는 원리가 작동하고 있음을 명심하길 바란다. 생각은 병을 고치는 일에만 관여하지 않고 자신의 인생 전반에 걸쳐 생각하는 대로의 결과를 불러오게 하는 기전이 있음도 알기 바란다.

선각자들은 '한 사람의 운명은 그 사람의 생각이 좌우한다.'고 가르치고 있고 국어대사전에도 '생각이 팔자'라는 말이 있다. 이렇듯 생각은 자신의 운명을 결정한다.

필자는 1980년대 초 이와 같은 이치가 있음을 알고 '생각의 3법칙'이란 나름의 이론을 정리하여 주변 사람들에게 전하기도 했다.

난제를 만났을 때 긍정적인 생각으로 대처하면 좋은 아이디어나 영감 등이 잘 떠오르게 되지만, 부정적인 생각을 갖고 대처하면 일을 꼬이게 만드는 생각이나 파이디어(경상도 말의 '파이다'란 말은 '틀렸다 또는 적합하지 않다'라는 뜻을 가진 사투리이다. '파이다'라는 말과 아이디어를 합성한 단어인데 필자가 만들어 본 것이다)가 떠오르게 되기도 한다. 이것을 '생각의 인출(引出) 법칙'이라 지었다.

'호랑이 제 말하면 온다.'는 말이 있듯 생각은 그 생각하는 대로의 결과나 사건이나 사람을 끌어당기게 된다.

'일을 잘 해낼 수 있다'는 생각으로 임해 보라. 그러면 자신이 답을 찾지 못할 때 주변으로부터 도움 될 방안이나 조언자를 끌어당기게 되는데 이것을 '생각의 인력(引力) 법칙'이라 한다.

필자의 딸이 낫게 된 것도 어떤 어려운 상황에서도 반드시 긍정적인 생각을 하는 나 자신이 그 모친을 우리에게로 끌어당기게 한 결과로 해석하면 될 것이다.

또 '말이 씨가 되는 법이니 나쁜 말을 함부로 하지 말라.'는 말이 있듯 생각(생각이 언어로 표현된 것이 말이므로 말이 곧 생각인 셈이다)은 씨가 되어 열매를 맺게 한다. 이것을 '생각의 인과(仁果) 법칙'이라 한다.

이것에 관한 내용 전부를 설명하는 데 최소 1시간 이상이 걸리므로 다음 기회에 소개해 드리겠다.

한편 필자는 한 친구로부터 이런 부탁을 받은 적이 있었다.

친구 아내가 자신이 곧 세상을 떠나게 될 것을 직감한 나머지 자식들이 없는 시간이면 울면서 푸념하곤 하는데, 그런 아내의 마음을 좀 달래 주길 바란다는 것이었다. 다른 친구들은 건강하게 살고 있는데 자기만 이런 몹쓸 병에 걸려 50대에 가야 된다는 게 너무 억울하다며 운다고 했다.

죽음을 목전에 앞둔 환자들이면 그런 마음이 어찌 들지 않으랴만, 그런 생각을 하는 순간마다 자신은 마치 지옥에라도 떨어진 느낌을 받지 않을 수 없기 때문에 그를 구하고 싶은 심정에 승낙을 했다.

며칠을 다니면서 환자와의 마음의 간격을 좁혀 가기 위한 노력들을 했다. 그랬더니 하루는 환자가 자기 심경을 털어놓았다.

"약사 아저씨, 내가 다른 사람들에 비해 너무 빨리 간다고 생각하니 억울한 마음이 듭니다. 남에게 그렇게 모질게 한 일도 없고 큰 죄를 지은 것도 없는데 왜 내게 이런 병이 왔을까요? 아무리 생각해 봐도 이유를 알 수가 없네요. 사주팔자에 타고났나 싶어 그냥 내 병을 받아들일 생각도 많이 합니다.

치료가 안 된다는 건 알지만 그래도 자꾸만 억울한 맘이 드는 걸 어떻게 합니까. 이렇게 서러운 마음으로 가면 죽은 영혼이 구천을 떠돌게 되지 않을까 하는 걱정도 듭니다. 어떻게 해야 좋을지 모르겠습니다."

몇 차례 신세한탄을 되풀이하는 한편, 자신의 죽음을 냉정하게 받아들이려는 마음도 있음을 감지하게 되어 위로가 될 만한 말을 드리고 싶었다.

"그래요, 아주머니께서 이별을 잘할 수 있기를 바라신다고 하시니 제 생각을 말해 보렵니다. 과연 지금 건강하게 지내고 있는 나와 아주머니 친구들은 죽지 않고 영원히 살 수 있을까요? 아니지요. 모든 사람은 떠나게 되어 있습니다.

먼저냐 나중이냐의 차이인데, 그렇다면 다른 사람들은 아주 먼 훗날에나 가게 될까요? 아주머니, 우리는 세월의 빠르기를 말로 표현할 경우 20년 내지 40년 전 시점을 가리켜 '엊그제'라고 하지 않던가요. 아주머니에게도 17세 소녀 시절이 있었지요?"

"예, 있었지요."

"그 지나간 수십 년이 지금에 와서 생각해 보니 아주 먼 과거로 느껴지는가요?"

"아니요, 바로 엊그제같이 느껴지네요."

"네, 그렇습니다. 40년이란 긴 세월도 지나고 보면 바로 어제 아니면 그제로 느껴집니다. 이런 느낌이면 30여 년 후 갈 사람들도 내일모레면 다 가게 되는 거랍니다.

우리 어머니께서도 나와 남산에 걷기 운동을 넉 달간 하실 때 과거 초등학교 2학년 즈음 신사 참배하러 남산을 자주 오셨다면서 70년 전이 바로 '엊그제'인 것 같다고 하시더군요. 내 친구나 나 그리고 아주머니의 다른 친구들도 모두 내일모레면 다 간답니다. 그러니 혼자만 빨리 간다 생각하지 마세요."

"그렇게 생각하니 그리 억울하고 분한 마음이 별로 안 생기는 것 같습니다. 맘도 좀 편해지네요."

그의 생각을 보다 긍정적으로 돌리게 되자 표정에서도 여유가 느껴졌고, 남편의 말에 부드럽게 응대하는 모습을 확인하게 되자 크게 안도하게 되었다. 그렇게 그가 세상을 떠나기 전까지 몇 차례 찾아 마음을 다독거려 드릴 수 있었다.

한편, 필자인 내가 1985년 B형 간염을 진단받은 후로 병의원 치료를 한 번도 받지 않고 지금까지 정상적인 생활을 할 수 있게 된 이유를 말씀드리겠다.

진단받기 전, 한 달간 무척 피로가 심해지면서 소변 색이 노랗게 변했으나 차일피일 미루다 혈액검사를 받고 B형 간염 판정을 받았다. 당시로선 특효약이 없었기에 약국에 있는 간장 보호약 정도를 복용했을 뿐이다.

그러다 병의 치료 목표를 몸의 건강을 찾는 데 두기로 결심했다. 이를 위해 몸에 병이 있다 하더라도 더 이상 악화되는 것을 막고 인체 자연치유력을 되살려 스스로 병을 극복할 수 있도록 잘못된 습관들을 고치는 노력을 행하기로 했다.

술을 끊고 건강한 식사법을 행하고 금연을 실천하며 평소보다 잠을 일찍 자고 규칙적으로 걷고 나이 칠십에도 건강하게 활동하는 자신의 모습을 상상하면서 그것이 실제인 양 기분을 느끼는 실천을 시작한 것이다.

그 당시 친구를 비롯한 지인 다섯 명도 같은 병을 진단받고 병의원을 다닌다는 것을 알게 되었다.

친구와 선배, 후배 세 사람은 서울대학병원의 세계적 명의이신 김 박사님에게 정기적 진단과 치료를 받았고, 두 명의 다른 친구는 지방의 병원에서 치료를 받고 있었다.

가장 먼저 선배와 한 친구가 세상을 떠났고, 후배는 간암 말기가 된 시점 이식 수술을 받을 수 있게 되어 지금도 건강하게 지내고 있지만, 친구 한 명도 이식 수술을 받았지만 얼마 지나지 않아 세상을 떠나고 말았다.

서울대학병원에 다니던 친구 한 명은 그렇게 즐기던 술과 담배를 끊고 외식마저 일체 끊고 집에서 아내가 해 주는 밥만 먹으면서 가볍게 걷는 운동을 하는 습관을 들이더니, 지금까지 건강하게 활동하고 있다.

사실 병원에 다니는 환자라면 약사보다 의사를 더 신뢰해 약사의 말은 귀에 들어오지 않기 때문에 주제넘게 조언할 용기도 나지 않았다.

아주 잘 아는 암 환자에게 도움이 될까 하여 조언하려 했더니, 의사 선생님에게서 이미 듣고 다 아는 내용이라며 거절하는 것을 본 적이 있기에 무척 조심스럽다.

이런 환자들은 병원에 다니면서 병 상태가 개선되는지 악화되는지 정기적 검사를 받기 마련이지만, 필자는 병의원을 가지 않고 혼자 원인을 고치는 실천을 하는 것으로 최소한 병이 악화되는 일은 없을 것이라고 믿기에 검사받을 생각을 하지 않았다.

1982년 간경변증으로부터 스스로 고친 후배에게 지도했던 내용이 그 답이 될 것이라는 확신이 있기 때문이다.

필자는 발병 초기에는 네 가지 습관들을 철저히 실천하다가 나중에 몸 상태가 크게 개선되는 느낌을 받게 되면서부터 그 습관 고치는 일에 점차 소홀해졌다.

하지만 긍정적 생각과 나은 모습을 상상하고 그 기분을 느끼는 것만큼은 결코 중단하지 않고 적극적으로 행했는데, 이는 병이 낫진 않더라도 최소한 악화되는 일은 없을 것이란 믿음이 있었기 때문이었다.

사실 이러한 생각을 날마다 실천하게 되면 몸에서는 최고 양질의 천연치유 약을 만들어 낸다는 것을, 많은 사례를 통해 확인해 오고 있다.

병을 걱정하고 스트레스를 받는데 엔도르핀이 분비되는 일이 없고, 밝고 긍정적인 마음을 가질 때 아드레날린이 분비되는 반응을 인체가 일으키는 법이 없음을 알고 있기 때문이다.

따라서 생활습관병을 지닌 사람들께서도 약이나 병원 치료를 받으면서 자신의 몸에서 천연치유물질(성분)을 많이 만들 수 있도록 완치된 모습을 상상하고 그 나은 기분을 느끼길 바란다.

한편 환자가 자신의 병이 아무리 고치기 어려운 병이라 하더라도 반드시 낫는다는 신념을 갖고 치유에 임하는 태도를 가져야 한다.

그런 긍정적이고 적극적인 사고가 자기 것이 되도록 하기 위해서라도 6항, 즉 생각이 만드는 천연치유 약의 내용만큼은 자주 읽기를 권하는 바이다. 환자의 마음은 수시로 나약해지는 경향이 있으니까.

여기서 미국의 애플 창시자 스티브잡스에 대한 필자의 생각을 언급해 본다.

그는 2003년 췌장암 수술을 받았고 2009년에는 간이식을 받았다고 한다. 오랜 기간 병마와 싸우면서도 열심히 일을 해오다 결국 2011년 10월 5일, 모든 것을 놓고 저세상으로 떠나게 되었다.

췌장암의 원인으로는 나쁜 생활습관이나 유전자 돌연변이가 의심되는데, 과연 그는 원인을 고치기 위한 노력을 다했을까?

아마 일에 쫓기다 보니 그럴 여유가 없었을지도 모르겠다.

아니면 원인 고치는 법을 정확하게 몰랐을 수도 있다. 저명한 병원을 다니면서 치료를 받긴 했어도 자기 자신에게 있는 병의 원인인 나쁜 생활습관을 고치는 실천은 하지 않았을 것으로 짐작된다.

한편으로 유전자 돌연변이로 인한 암일 경우엔 항암제의 효과를 높이기 위해 꼭 필요한 것이 자신의 인체 자연치유력을 되살리는 것인데, 그런 노력 역시 하지 않았을 가능성이 높아 보인다.

필자는 이런 생각을 해 본다.

가족 가운데 병원 치료로 잘 낫지 않는 암 또는 난치병을 지닌 사람이 있을 경우, 그 환자와 열흘 정도 함께 생활하게 된다면 병원이나 자신도 미처 알지 못했던 원인을 찾아낼 수 있을 확률이 높아진다.

그렇게 하여 숨겨진 원인을 찾아 고치게 하면서 병원 치료를 받도록 하면 훨씬 빠르고 좋은 결과를 얻을 수 있을 것이라 믿는다.

만약 환자나 가족이 그런 방법을 원하는 경우, 요청을 한다면 필자가 직접 가서 지도할 생각이다. 어찌 되었건 원인을 고치는 것만큼 효과적인 치료법은 없으니까.

참고로 자신의 긍정적인 생각이 운동선수들에게선 어떤 유익한 약으로 작용하게 되는지에 관한 내용을 잠깐 언급해 드리고 싶다.

생각이 자신의 몸에서 그 생각에 상응하는 반응을 일으키듯 선수의 긍정적 생각 역시 힘이 들 때 내부로부터 기운을 솟게 하고 또 경기에서 실력을 잘 발휘하도록 작용한다.

바르셀로나 올림픽에서 금메달을 딴 황영조 씨가 이듬해 전지훈련차 경남 고성에 온 적이 있다.

그를 축하하기 위해 당시 군내 황 씨 종친회 회장으로 계시던 필자의 아버지와 일족 몇 분이 그를 초청하여 식사를 했다는 소식을 들은 당일, 아버지에게 그를 내일 집으로 초대하고 싶다고 말씀드렸다.

우리 아들과 조카들이 있는 방에서 그에게 마라톤 경기 중 몹시 힘들고 어려울 때 자신의 잠재력을 잘 발휘하게 할 방법이라며 생각의 3법칙과 상상법에 관한 내용을 언급했다.

그러자 그는 "종친이 말씀하는 것이 잠재력 개발법이란 건 몰랐지만 몬주익 경기장에 가까워질 무렵 무척 힘들었을 때 저도 모르게 그런 생각과 상상을 하게 됨으로써 기운을 얻을 수 있었답니다."

필자는 세계적인 선수는 분명 남다른 노하우가 있다는 사실을 알게 되었고, 아이들은 평소 내가 말하던 내용을 유명 선수가 이미 경기에서 활용한다는 것을 알고 수긍하는 미소를 지었다.

그리고 과거 오리궁둥이란 별명을 가진 해태 야구선수 김성환 씨가 현역일 때, 그해 시즌 말 일본 우승팀과 한국 우승팀과의 경기가 국내에서 열렸던 적이 있다.

필자는 전국 약국 체인 온누리 연수 교육이 있어 올림픽공원 내 파크텔에서 1박을 하고 아침 일찍 담배를 피우려고 1층 바깥으로 나갔다. 나가기 전 해태 선수들의 차량을 발견하고 '김성환 선수를 만났으면…' 하고 생각했는데 바로 그도 담배를 피려고 나왔는지 아닌지는 모르지만 혼자 나와 있었다.

팬이라고 악수하고 오늘 경기 때 평소 실력을 더 잘 발휘할 수 있는 방법이라며 생각과 상상법을 말해 주었다.

연수교육을 마치고 저녁 비행기로 집에 와서 경기 결과를 물어보았더니 "해태가 2대 1로 졌습니다. 오늘 해태 팀은 안타가 단 두 개였는데 김성환 선수 혼자 안타 하나와 홈런 친 게 전부입니다."라고 하기에 아들에게 그를 만났단 얘기를 들려주었더니 씩 웃었다.

또 있다. 1980년대 후반 경남도민체육대회가 진주시에서 개최된 적이 있다. 필자의 친구가 고성축구협회 회장이고 필자는 협회 이사였기에 가서 참관을 했다.

우리 팀과 상대가 0대 0 무승부로 끝나 승부차기에 들어갔는데 우리 골키퍼가 오판하여 2대 0으로 지고 있었을 때, 고성군체육회 사무국장인 후배가 필자에게 이런 말을 하는 것이다.

"형님, 형님이 공부한 잠재력으로 상대의 공이 우리 골문으로 들어가지 않도록 좀 해 보세요."

"나의 잠재력을 이용하여 남을 잘못되게 할 수는 없어도 우리 골키퍼가 잘 방어할 수 있는 방법을 가르쳐 줄 순 있어."

사무국장의 부탁이 있기 전에는 축구 선수 경력도 없는 약사가 주제넘게 간섭한다는 소릴 들을까 봐 함구하고 있었다.

당시는 학교 운동장에서 축구 게임을 했기에 누구나 골대 옆에서 관전하던 시절이라 선수와 잠깐 접촉할 정도의 시간은 있었다.

승부차기는 실력 게임이 아니라 심리 게임이므로 그에게 오판 확률을 제로로 낮출 방법을 생각과 상상법으로 지도했다. 대개 선수에게 맡겨 놓을 경우, 프로축구나 올림픽축구의 유명 골키퍼라 해도 오판 확률은 어김없이 최소 20%에서 최대 80%인 것을 필자나 모든 사람들은 수없이 목격해 왔다.

우리 팀 선수들이 공을 차게 될 때마다 그를 불러 반복 지도를 하였는데, 결과는 3대 2로 우리의 승리였다.

우리 키퍼가 "이런 신기한 방법도 다 있네요." 하는 것이었다.

한편 상대 신수의 실력을 의식하는 것이 자신에게는 큰 불안 요소로 작용하게 되어 자신을 위축되게 하는데, 이런 것들은 스트레스 승화법을 통해 즉시 해소할 수 있다.

3부

그 밖에
고치기 까다로운 병들

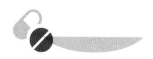

생활습관병이나 감염병을 제외한 병들과
약국에서 자주 만나는 만성질환자들 가운데
다소 고치기 까다로운 네 가지 병에 대해서만 언급하기로 한다.
이 밖에도 난치질환에 속하는 병들이 꽤 있지만,
그런 병들은 알고 보면 주로 생활습관병이 너무 오래 진행되어
다른 심각한 합병증을 불러온 경우라고 생각하면 될 것이다.

퇴행성관절염 등

　지금 현대의학이 완치할 수 없는 병으로 생각하는 것들에는 발병 원인을 모르는 원인 불명 질환과 노화로 인해 기관이나 조직이 퇴행되어 나타나는 퇴행성질환 그리고 선천성질환, 희귀질환, 유전병 등이 있다.

　하지만 이런 질환을 가진 분들도 생활습관병 환자가 하듯이 건강한 생활습관을 실천하게 되면, 예전의 치료와 비교할 때 더 나은 효과를 얻을 수 있다고 믿는다.

　이 가운데 퇴행성질환이라면 주로 눈으로 발견할 수 있거나 증상을 느낌으로써 그 질환들을 알게 되는데 난청이나 노안, 치근 약화, 또는 뼈와 근육, 피부 노화 등이 이에 해당하겠다.

　이러한 질환을 지닌 사람들이 주로 사용하는 여러 가지 약물들과 건강보조식품들은 병을 고치기보다 병이 악화되거나 노화로의 진행을 가능하면 늦추기 위한 목적으로 사용되고 있다.

그 종류로는 콜라겐 및 칼슘, 인과 같은 미네랄 성분을 비롯하여 활성산소 제거에 유익한 비타민 A, C, E와 인삼 제품, 오메가 3, 밀크시슬(엉겅퀴)을 비롯해 각종 건강보조식품까지 친다면 무려 2만 7천 개나 된다고 한다.

노인 인구가 계속 늘어나면서 이러한 제품들의 수요가 눈에 띄게 늘어나고 있지만, 밖으로부터 의존하려는 건강기능제품의 양과 수는 가능한 한 최소화하는 것이 좋다.

몸에 좋은 것이라고 여러 가지 제품을 복용하다 보면 예상치 못한 부작용이 나타날 수 있기 때문에 먼저 스스로 건강을 찾으려는 실천과 노력이 있어야 할 것이다. 사람에 따라 취약한 장기나 조직이 있을 수 있으므로 그런 제품을 선택할 경우에는 신뢰하는 전문가와 꼭 상담하기를 당부드린다.

그런데 필자는 통증이 수반되는 무릎관절통 또는 염증의 경우에는 약을 잘 선택하면 상당히 오랜 기간을 편히 활동할 수 있게 된다는 것을 경험으로 확인하고 있다.

요오드 성분이 든 화합물로서 변질제로 알려진 성분이 있는데. 과거 1970년대에 이 물약을 조제해서 수많은 관절염을 고쳐 왔던 경험이 있다.

1985년 어느 장날 아침, 한 젊은 사람이 약국 문 가까이 다가와 "혹시 저를 기억하시겠습니까?" 하기에 정확히 모르겠다고 하자, 그는 7년 전 우리 약국에서 조제해 준 관절염 물약을 먹고 무릎이 아프고 붓는 만성관절염이 나았는데 지금까지 재발되지 않는다는 것이다.

바로 그 약을 사용하여 2000년대 초 오스굿씨병(무릎 앞쪽 부위가 붓고 아픈 질환으로, 대퇴사두근이 붙는 부위의 정강뼈가 반복적으로 당겨져서 생기는 병)에 써서 효과를 본 적도 있다.

거제조선소에 다니는 고성 출신의 이인ㅌ란 이름을 가진 청년이 무릎 아래 정강이뼈가 튀어나오는 증상이 있어 그곳 병원에 갔더니 수술로 잘라 내야 한다는 소리에 놀라 집에 연락하고 그 모친과 오셨다.

필자는 그런 병을 고친 경험이 없으나 관절염에 효과가 뛰어난 약이 있는데 당장 수술 받을 생각이 아니라면 먼저 약을 복용해 보는 것도 괜찮지 않을까 생각한다고 하자, 약을 달라는 것이다.

4개월 복용으로 튀어나왔던 뼈가 정상 상태로 되돌아가는 놀라운 효과가 있었고, 그 후 몇 년이 지난 시점 길에서 그 청년을 만나 무릎 상태에 대해 물어보자 재발되지 않는다는 것이다.

그 이후로 수년을 약국을 쉬게 되면서 그 약을 잊고 있었는데, 올 해 2021년 2월 아내에게 복용시키기로 했다.

의자에 앉았다 바로 일어서지 못하고 한참을 허리와 무릎을 구부린 채 조금씩 움직이다 겨우 일어나는 것을 보게 되었다. 코로나19 때문에 전에 하던 단체 운동도, 또 노래 강습받던 것도 1년 넘게 중단하면서 무릎이 아파 계단 걷는 게 힘들다는 것이었다.

일요일 가족 5명이 외출을 했는데, 그날은 아내의 걸음걸이가 불안해 보여 팔을 붙잡고 함께 천천히 걸어야 했다. 그러자 덜컥 겁이 나는 것이다. 의원에서 처방한 약을 먹어도 그때뿐이라고 했다. 이제 72살이 되자 아내에게도 퇴행성관절염이 찾아온 것이다.

그래서 예전에 써서 효과 좋았던 그 물약 원료를 구입해서 한 달을 복용하게 했는데, 보름이 지나면서 효과가 나타나더니 가족과 야외로 나가게 된 날 혼자 잘 걷는 것이 아닌가. 손가락 두 개 끝마디 관절이 변형된 것은 그대로이나 다른 증상들은 다 좋아졌다.

그 약은 시중에 없고 병의원에서 처방되지도 않아 구할 수 없지만, 약학서적에는 엄연히 존재하는 처방으로서 조제하는 방법과 복용량, 효능이 기재되어 있다.

아내로부터 한 달 후 크게 나아진다는 말을 듣고, 아내와 필자에게 많은 도움을 주고 있는 친구의 무릎 통증에도 이용해 보았다.

나이 70이 되면서부터 낮은 산을 오르고 내릴 때면 수시로 무릎에 통증이 꽤 느껴진다고 해서 그 약을 만들어 복용케 했다. 그랬더니 20일이 지나지 않은 시점부터 뚜렷한 효과가 있다면서 필자에게 복용할 것을 권하는 것이다.

필자의 경우, 2년 전부터 오르막을 오르면 가끔 무릎이 아프고 많이 걷고 나면 오른 발목에 통증을 느꼈으며 왼발 발가락 하나에 간혹 통증이 느껴지곤 했다. 평소 가만히 있으면 아프지 않지만 손으로 만지면 놀랄 정도의 통증을 느끼곤 해서 약을 복용하게 되었다.

복용 한 달 후, 아팠던 그 발가락을 만져 봐도 통증이 없고 무릎도 꽤 편해지는 것이다. 그리고 지금 거의 3개월째 복용 중인데, 예전만큼 걸어도 발목이 아프지 않으며 야산을 오르는데 무릎 통증이 거의 없는 것을 확인하였다.

손가락 마디의 통증도 거의 없고, 오른팔 엘보 이상도 요즘은 느끼지 않을 정도로 좋아진 상태다.

아내는 정식 의사 처방으로 나오는 약이 아니므로 남에게는 절대로 사용하지 말기를 당부하였다. 만약 남이 먹고 작은 부작용이라도 나타날지도 모르기 때문이라는 것이다.

그래서 지금은 남동생 내외와 두 여동생에게만 만들어 주고 있다.

앞으로 제약회사들이 이 약에 관한 연구를 하고 생산하여 많은 관절 환자들이 도움받게 되기를 희망하는 바이다.

심한 어지럼증

2000년대 초 60대 모친이 어지러움으로 고생한 지 너무 오래되었으나 고치는 의원이 없다면서 특별히 잘 나을 약이 있냐고 물으셨다.

시장 어귀에서 채소 판매를 하고 계시는 분인데, 약 2년 전부터 어지러움 때문에 시장 가까운 의원에서 치료를 받았으나 효과가 없어 인근 도시의 이비인후에서 치료를 받았다고 했다.

그래도 낫지 않아 한의원에 갔더니 귀에 있는 문제가 아니라 원기가 부족해서 그렇다며 보약을 권하기에 50만 원을 들여 녹용이 든 약을 지어 먹고 효과가 나기를 기대했다는 것이다. 약을 복용한 지 2달 즈음되면 효과가 있을 것이란 한의사 선생님의 말에 근 반 년을 기다렸지만, 전혀 낫는 기색이 없다고 했다.

오랜 세월 규칙적 생활을 하는 분이라 나쁜 생활습관에 의한 질환은 아닌 것으로 생각되었고, 그렇다고 감염병도 아니다.

약국에서 어지러움을 호소하는 분들은 하루에도 몇몇씩 만날 정도로 많이 있지만, 병원이나 한의원의 치료에도 그리 큰 효과를 보지 못한다는 사람이 절반은 된다. 이비인후과나 신경과 또는 외과나 한의원에서 특별한 원인을 찾을 수 없다는 환자들은 심한 어지럼증 때문에 마음고생이 무척 심하다고 한다.

필자는 한방에서 복합적 원인을 고칠 처방이 있지 않을까 하고 찾아보았더니, 효과가 기대되는 처방이 있었다.

그 약을 20일분 지어 복용하게 한 후, 약 20일 뒤 업무를 마치고 집으로 가면서 직접 모친에게 효과 여부를 물었다. 약을 먹은 지 열흘 좀 지나면서 어지러운 정도가 현저히 줄어들더니, 지금은 전혀 증상을 느끼지 않는다고 하셨다.

그 후 2년이 지난 시점 다시 상태를 여쭈어보았는데, 여전히 괜찮다는 것이다.

그 모친에게 약을 지어 드린 약 두 달이 지난 어느 날, 고혈압약을 복용하는 친구 아내가 어지럼 때문에 견디기 무척 힘들다면서 아주 효과 좋은 약이 있으면 지어 달라는 것이다.

예전에 이비인후과도 다녀 보았지만 효과가 없었고 한의원에서도 기력이 약해져 그렇다며 두 번 약을 지어 먹었는데도 낫지 않았다고 했다. 그래서 한약을 20일분 지어 드렸다.

그로부터 약 한 달이 지났다. 친구 부인이 자신의 남편 몸살약을 조제하러 왔을 때, 어지럼증의 정도가 좀 나아졌냐며 물었더니 그러지 않아도 전에 약을 20일분 더 먹을 생각에 겸사겸사 왔다는 것이다.

어지럼증은 20일분만 복용해도 괜찮으니 더 쓸 필요 없다고 했더니, 어지러움뿐만 아니라 몸이 가벼워지는 효과도 있어 한 번만 더 먹고 싶다고 했다.

2006년경 즈음으로 기억한다.

필자는 며칠 전부터 특별한 이유도 없이 어지러운 증상을 느끼게 되어 일시적이겠지 하고 잠도 일찍 자고 먹는 것도 잘 챙겼다. 그 후로 2주일을 기다려 봐도 어지럼증이 나아질 기미 없이 여전하기에, 앞서 두 사람에게 썼던 처방이 생각나 우선 10일분을 달여서 먹었다.

그랬더니 약을 먹은 지 8일 즈음부터 어지럼증을 훨씬 덜 느껴지는 것이었다. 그래서 10일분을 더 먹고 완전하게 나음으로써 약효의 우수성을 확인했다.

이 약은 간질환으로 병원 치료를 받는 환자가 아니라면 누구나 심한 어지럼증을 고칠 수 있는 약이란 것을 알고, 그 뒤로도 여러 사람들을 고친 경험이 있다.

심한 어지럼증으로 양·한방 치료를 받아도 효과를 보지 못했다는 분들은 써 볼 만하다고 생각한다.

어린이 만성중이염

1970년대 중반으로 기억된다.

하루는 통영에 사신다는 40대 남자분이 4살로 보이는 아이를 안고 오셨다. 1살이 지난 때부터 귀에서 물이 나와 통영의 약국을 몇 군데 찾아서 약을 먹였는데, 처음엔 잘 듣는 것 같더니 자꾸 재발하더라는 것이다.

그래서 병원 치료도 받아 보지만 그 역시 재발을 피할 수 없었다는 말을 하는데, 그 표정이 너무 가련하다 싶을 정도로 안쓰러워 보였다.

"약사님, 의사 선생님이 고막이 녹을 정도로 상태가 나빠졌다며 아이가 자라면 수술을 받아야 할지 모른다고 하던데, 제발 우리 애를 좀 고쳐 주세요. 지금은 예전과 달리 고름과 같은 분비물은 없고 약간 맑게 나옵니다. 물어물어 이 약국을 찾아왔습니다. 잘 연구하여 아이의 귀를 고쳐 주시기 바랍니다."

이미 만성화한 상태라 맥진상 염증 반응이 심하지 않아 항생제는 사용하지 않아도 될 것 같다는 생각이 들었다.

만성중이염은 감기 합병증으로 시작된 급성중이염을 제때 고치지 못할 때 생길 수 있다.

중이염의 원인을 알고 그게 맞는 처방을 써야 하는데, 벌써 3년이 지나도록 낫지 않은 것으로 보아 그 아이의 병의 원인을 정확히 찾지 못했거나 원인을 고치는 약이 없었거나 둘 중 하나임이 분명하다는 생각이 들었다.

항생제로 고칠 단계는 이미 지나 버렸다. 병의 원인이 중이와 내이 조직의 기질적 문제에 있다 생각되어 한약 처방을 이용하여 고치기로 하고 찾아보았다.

마침 효과가 좋을 것으로 기대되는 처방을 찾았다. 하지만 맛이 약간 쓴 한약 물을 4살 아이가 먹기엔 어려움이 있을 것으로 생각되었다. 그래서 이 약을 약국에서 달여 엑기스로 만들어 달콤한 맛이 나는 유산균 분말의 과립 형태로 복용시키기로 했다.

"애기 아버지, 약은 내일이 되어야 만들어지겠네요. 다시 걸음을 하십시오. 애기가 잘 먹을 수 있어야 약효를 기대할 수 있지 않겠습니까. 그래서 오늘 밤에 제가 만들어 놓겠습니다."

"예, 약사님. 시키는 대로 내일 올 테니 약만 잘 만들어 주세요."

그리고 다음 날, 아이 아버지에게 약 한 달분을 드렸다.

다시 찾아왔을 때, 아이의 귀에서 나오던 분비물은 한 달 전에 비해 그 양이 2분의 1이 채 못 될 정도로 감소되었다고 하셨다. 아이도 그 약을 맛이 있다면서 잘 받아먹더라는 것이다.

그렇게 만든 한약 과립을 석 달째 복용한 결과, 귀에선 전혀 물이 나지 않았고 아이도 퍽 건강해진 것을 알 수 있었다. 필자가 그런 생각을 하고 있을 때, 아이 아버지도 이렇게 말씀하셨다.

"약사님, 그 약이 병만 고치는 것으로 알고 있었는데 아이가 약을 먹으면서 밥도 잘 먹고 하더니 석 달 만에 몰라보게 건강해지는 것이 아니겠습니까. 병도 낫고 건강도 찾고 이런 경사가 어디 있겠습니까."

만성 중이염의 시작은 균에 의해 발생된 것이 사실이나, 병이 낫지 않고 오랜 기간 재발이 되풀이될 경우엔 원인에 대한 생각을 달리해 볼 필요가 있음을, 그 아이를 고침으로써 다시 깨닫게 되었다.

그 아이가 약국을 찾았을 땐 중이염의 원인이 귀 조직들의 기질적 문제에 있었는데, 다행히 그 원인을 알게 된 덕분에 한약으로 고칠 수 있었던 것이다.

어린이 기침

필자의 아들은 초등학교 때 축구를 좋아해 시간 나는 대로 운동장에서 살다시피 했는데, 며칠 전부터 저녁만 되면 기침 때문에 잠을 제대로 이루지 못했다.

중이 제 머리 못 깎는다는 말이 있듯 양약을 조제해 먹여도 잘 낫지 않는 것이었다.

밤에 잠자려고 누우면 시작되는 기침이 한 번 하게 되면 7-8번 연속적으로 나오다 보니, 구역질도 하고 얼굴과 머리에서는 식은땀이 흐르는 것을 볼 때면 안쓰럽기 그지없었다.

'애비가 대신할 수만 있어도 좋으련만….'

기관지가 약한 제 아비의 체질을 닮아 그렇다는 생각을 했다.

가까운 의원에 가서 주사를 맞고 약을 써 봐도 소용없었다.

그래서 당시 주변에서 기침 잘 고치기로 소문난 남해군에 있는 약방(부산약방으로 기억된다)을 찾아갔다. 필자의 아버지처럼 약종상 허가를 가진 분이 운영하셨는데, 고성에서 왔다며 아들 기침을 고칠 약을 부탁한 것이다.

조제된 약에는 아이들이 복용하기에는 다소 해가 되는 약이 들어 있었지만, 그래도 양을 나이에 맞게 조절하여 써 보았으나 효과는 별로 나지 않았다.

다시 진주에 있는 영남약국을 찾아갔다.

서부 경남 일원에서 조제 잘하기로 소문난 약국이었다. 그곳에서 처방받은 약을 일주일간 복용시켰더니 효과가 아주 좋았다. 그래서 다시 일주일분을 지어 와 먹였는데, 더 이상 호전되지 않는 것이었다.

외국산 항생제가 아이들이 복용하기엔 용량이 다소 많아 보여도 처음 효과가 좋았기 때문에 2주 정도는 먹여도 큰 문제될 건 아니란 생각에 복용하게 한 것이다.

이렇게 되자, 생각을 달리하게 되었다. 취약한 기관지를 강화할 약을 한방 처방에서 찾아보기로 한 것이다.

맥진과 복진 그리고 망진을 동원한 결과, 효과가 있을 것으로 생각되는 처방을 찾아 어른 처방으로 두 첩을 지었다. 우선 그중 한 첩을 달여서 3등분하여 저녁에 마시게 했다.

그런데 어찌 된 일인지 그 약을 먹고는 10초 내지 15초 간격으로 나오던 기침이 10분이 지나고 20분이 지나도록 나오지 않는 것이 아닌가? 그러다 기침이 나오게 되더라도 이내 멈춰버렸다.

'드디어 아들 기침약을 찾아냈구나!'

이런 처방을 두고 아이를 고생시켰다는 죄책감이 들긴 했으나, 효과 있는 처방을 찾은 기쁨에 하늘로 날아오르는 기분을 느꼈다.

아들은 총 한약 다섯 첩으로 나았고, 그 후로 감기에 걸려 기침을 할 때면 두 첩이면 나았다. 중학생이 된 이후로 기관지 약화로 인한 문제가 없던 것으로 미루어 그 약이 아들의 취약한 기관을 확실하게 고친 것으로 믿고 있다.

당시의 그 처방은 30년이 지난 지금까지 노트에 적어 보관하고 있는데, 훗날 딸과 아들이 결혼하여 낳게 될 손주를 위해서다.

특히 기관지가 약해 기침을 자주 하는 아이들은 공통적으로 냉장고에 든 찬 음료를 즐기고 이마에 식은땀이 유난히 많으며 양쪽 목에서 임파선 몽우리가 발견되는 경향이 있다.

이런 아이들의 기침은 폐렴으로 진행되기 전에 이 처방을 쓰면 아주 빠르게 낫는다.

생활습관병을 고칠 사람,
오직 환자뿐

몸에 병이 나면 누구나 당연히 약을 써서 고치려 한다. 실제로 약을 쓰면 자신이 느끼는 불편한 증상들이 잘 다스려지던 것을 경험으로 알고 있다.

그리고 감염병처럼 병의 원인을 고칠 수 있는 약이 개발되어 있으면 아무 문제없이 잘 고쳐진다. 이와 같은 경험이 쌓이면서 사람들의 약에 대한 신뢰가 급기야는 맹신하는 단계에까지 이르게 된다.

그리하여 생활습관병에 걸린 사람들 역시 약이 자신들의 병을 완전하게 고쳐 줄 것으로 기대한 나머지, 병이 나을 때까지 약을 쓰려고 한다.

물론 불편한 자각 증상들이 약으로 개선되거나 완화되는 효과는 볼 수 있지만, 병의 재발은 피할 수 없다. 그러다 점차 약량이 늘어나게 되고 부작용이나 심각한 합병증을 불러오게 된다.

필자는 이 세상의 모든 생활습관병 환자들에게 아래의 충고를 기억하시라고 당부드리고 싶다.

'약이 못 고칠 땐 인체 자연치유력으로 고치고, 병이 재발되거든 원인을 고쳐라.'

과거 약이란 게 없었던 시절, 상처 나고 뼈가 부러지고 감기 든 사람들이 있었다. 약이 없어 약을 사용하지 못한 상처들 전부가 덧나고 곪았으며, 부러진 뼈들은 붙지 않았으며, 감기 든 사람들 전부 이차감염으로 고생했던가?

아니다. 약이 없어 사용하지 못했어도 그들 거의가 다 나았다. 상처는 아물고 뼈는 붙게 되었고 감기도 낫게 되었다. 이들을 낫게 한 것은 바로 '인체 자연치유력'이었다. 그래서 인체 자연치유력을 치료 주체라고 하는 것이다.

따라서 생활습관병을 고칠 경우에도 약보다 먼저 인체 자연치유력을 되살리는 것을 원칙으로 삼길 당부드린다.

그리고 세상에는 생활습관병의 원인을 고칠 어떤 약이나 병원도 없다는 사실을 알고, 환자 스스로 원인을 고침으로써 모두가 건강해지기를 두 손 모아 기원드리는 바이다.

끝으로 필자의 이와 같은 주장과 경험에 항상 변함없는 신뢰를 보내 준 가족과 형제자매들에게 고마운 마음을 전한다. 그리고 무엇보다도 이 책이 세상에 나올 수 있도록 도와주신 도서출판 책과나무의 관계자님들에게 깊은 감사를 드리면서 글을 맺고자 한다.

【 참고 문헌 】

『대한약전』

『우리말 큰 사전』(한글학회)

『동아세계백과사전』

『과학동아』

『방약합편』

『동의보감』

『기적의 암 치료법』(황봉실)

『자연치유력과 건강법』(이길상)

『현대한방강좌』(행림사)

『임상 본초학』(영림사)

『마음의 의학』(정신세계사)

『자연치유』(정신세계사)

『리더스 다이제스트』

일간지 - 동아일보, 중앙일보, 조선일보, 한겨레 등

인터넷과 각종 TV 및 라디오 방송